AF461031

BIBLIOTHÈQUE

DES

MÉDECINS GRECS

ET LATINS

PUBLIÉE

AVEC LE CONCOURS DE MÉDECINS ÉRUDITS DE LA FRANCE
ET DE L'ÉTRANGER

PAR LE DOCTEUR CH. DAREMBERG

Prospectus et Spécimen

PARIS

VICTOR MASSON

LIBRAIRE DES SOCIÉTÉS SAVANTES PRÈS LE MINISTÈRE DE L'INSTRUCTION PUBLIQUE

PLACE DE L'ÉCOLE DE MÉDECINE, 1

1847

DE L'IMPRIMERIE DE CRAPELET

RUE DE VAUGIRARD, 9

PROJET

D'UNE

BIBLIOTHÈQUE

DES MÉDECINS GRECS ET LATINS,

PAR

LE DOCTEUR DAREMBERG.

Lorsqu'en 1844 je sollicitai l'honneur d'être envoyé en Allemagne, afin d'y rechercher les manuscrits des médecins grecs et latins, ce ne fut pas dans le but presque stérile de recueillir et de rapporter des textes inédits, de rassembler des variantes et de rédiger des catalogues pour laisser ces trésors improductifs dans nos bibliothèques, comme ils l'étaient dans celles de l'Allemagne. Ma mission, la première qui ait été donnée en France en faveur de la littérature médicale ancienne[1], eût été sans résultat pour le développement de cette littérature et pour les progrès de l'histoire de la médecine.

Le dessein que j'indiquais dans ma demande, et qui a été approuvé par lettre ministérielle en date du 28 novembre 1844, était de préparer, par ce voyage en Allemagne, les voies à la publication d'une *Bibliothèque des Médecins anciens*, et en particulier des

[1] En 1847, j'ai été envoyé en Angleterre dans le même but par M. le Ministre de l'Instruction publique.

Classiques grecs et latins, bibliothèque dont j'avais depuis longtemps conçu le projet et soumis le plan à MM. Andral et Littré, si excellents juges en pareille matière.

Montrer l'importance de cette bibliothèque, en exposer le plan, en faire connaître les moyens d'exécution scientifiques et matériels, tel est le but que je me propose aujourd'hui ; c'est seulement à l'aide de ces données qu'il sera permis de décider s'il est utile, et possible en même temps, de doter la littérature médicale d'une grande collection, qui serait peut-être, pour certaines parties du moins, le dernier mot de la critique historique et de l'érudition philologique.

On s'étonne, on se plaint du peu de faveur que la lecture des anciens trouve de nos jours auprès des médecins, de ceux même qui ne repoussent pas systématiquement les études historiques. Comment pourrait-il en être autrement?

Si l'on compare l'état de la littérature classique proprement dite à celui de la littérature médicale ancienne, on est frappé d'une étrange disparate : ici tout est florissant, tout surabonde : textes, traductions, notes, commentaires de toute espèce; les bibliothèques ont été épuisées, les recherches ont été multipliées à grands frais, les érudits se disputent à l'envi les plus minces lambeaux de l'héritage littéraire de la Grèce et de Rome; les éditions séparées, les collections volumineuses se renouvellent chaque jour, et suffisent à peine à l'empressement des lecteurs; là, au contraire, on ne trouve que des ébauches, que des essais isolés. Parmi les nombreux auteurs qui font la gloire de la littérature médicale, les uns sont défigurés dans des textes publiés sans critique, les autres ne sont connus que par des traductions latines souvent incompréhensibles, beaucoup enfin n'ont pas même vu le jour; quelques-uns seulement ont été traduits dans les langues vivantes; en français moderne on ne compte guère qu'Hippocrate, Arétée et Némésius[1]; encore de toutes ces traductions, une seule restera : c'est celle d'Hippocrate par M. Littré, véritable monument, que la France peut désormais opposer aux plus savants travaux de l'Allemagne.

Nous possédons, je ne l'ignore pas, quelques ouvrages bien traités par les éditeurs ou commentateurs; mais que sont ces matériaux épars en comparaison des immenses lacunes qui restent à combler! quelles difficultés d'ailleurs pour se procurer les éditions principales! Il en est de si rares qu'on en connaît à peine une douzaine d'exemplaires : lors même qu'on les réunirait toutes, elles seraient encore insuffisantes pour quiconque veut s'approprier la science de l'antiquité.

Ainsi le champ de la littérature médicale ancienne est à peine défriché; mais pour qu'on ne m'accuse ni d'injustice ni d'oubli, je me hâte d'ajouter, à la gloire de notre pays, que c'est surtout par des Français qu'ont été poursuivis les travaux vraiment méthodiques et empreints d'une saine érudition. Nos éditions ont été souvent le type ou le modèle de celles publiées par les savants de l'Allemagne et de l'Italie. Il me suf-

[1] On a également des traductions anciennes, et par conséquent très-imparfaites, de quelques parties des œuvres de Galien, d'Oribase, de Paul d'Égine, etc. — Je dois faire ici une honorable exception pour la traduction du traité *de l'Usage des parties* par Daleschamps.

fira de rappeler les noms célèbres d'Étienne, de Dales-champs, de Duret, de Foes, de Goupil, de J. Dubois, de Chartier, de Dacier, de Houlier, de Gorrée, de Petit, de Morel, enfin de Bosquillon[1].

Mais que nous sommes loin de cette époque, où les œuvres complètes de Galien en cinq volumes in-folio comptaient dix éditions chez les Junte, trois chez Froben et plusieurs encore chez d'autres imprimeurs; où les éditions d'Hippocrate étaient multipliées à l'infini; où les anciens étaient lus et étudiés par les médecins comme les classiques par les érudits! Cet enthousiasme s'est bientôt refroidi; ces premières tentatives n'ont point été soutenues; l'œuvre commencée est restée incomplète, inachevée. Tandis que la littérature classique n'a cessé de marcher en France de progrès en progrès, la littérature médicale n'a fait que quelques pas depuis le XVIIe siècle. Recueillant l'héritage que nous semblions repousser, la docte Allemagne l'a fait valoir de son mieux, mais sans jamais essayer une publication vraiment digne de sa haute renommée de science et d'érudition. Aussi n'a-t-elle produit qu'un petit nombre d'éditions séparées, dont l'influence a été presque nulle sur l'état général de notre littérature.

Cependant, je ne crains pas de l'affirmer, les amis des lettres médicales anciennes se multiplieront si on

[1] Me sera-t-il permis de joindre à tous ces noms celui de Coray? Ce Grec érudit mérite certes bien le droit de cité pour tous les travaux qu'il a faits en France, avec un esprit vraiment français. — Je réclame aussi le même privilége pour Vidus-Vidius, Italien d'origine, mais appelé de bonne heure en France par un prince qui ne laissait échapper aucune occasion de favoriser les lettres, et de soutenir ceux qui les cultivaient avec distinction.

leur ouvre la voie; les lecteurs ne manqueront pas, si on présente à leur esprit un aliment à la fois substantiel et attrayant. Les médecins grecs et latins ne doivent pas avoir plus longtemps le triste privilége d'être repoussés tour à tour par les médecins et par les philologues : par les premiers, parce qu'ils ne savent pas assez les langues anciennes; par les seconds, parce qu'ils ne connaissent pas la médecine. Érudits et médecins doivent réunir leurs efforts pour élever un véritable monument à la littérature médicale; car tous, ainsi que je le montrerai plus bas, ont à gagner à la publication d'une collection des médecins anciens.

Ce fâcheux état de notre littérature, qu'on appréciera mieux encore quand il s'agira de chaque auteur en particulier, ne suffirait-il pas déjà pour justifier mon entreprise? Mais voici d'autres motifs tirés du fond même du sujet:

Depuis quelques années on observe en France un certain retour, au moins spéculatif, vers les études historiques; l'érudition médicale n'est plus aussi complétement dédaignée que par le passé; on s'accorde assez généralement à reconnaître que cette addition aux études purement pratiques, peut élargir et fortifier l'esprit; on devrait ajouter que l'histoire préserve des erreurs déjà réfutées depuis longtemps, et des systèmes jugés par l'expérience des siècles. Mais ce n'est point de cette utilité des études historiques que je veux traiter aujourd'hui [1] : ce que je désire, c'est de faire

[1] Voyez la première leçon de mon Cours au Collége de France. Paris, 1846, in-8°.

ressortir ici l'impossibilité où l'on est de traiter convenablement l'histoire de la médecine, si l'on ne possède, comme point de départ, comme base fondamentale, les textes des auteurs originaux, constitués à l'aide de toutes les ressources, dont on peut disposer, élucidés par des notes, des commentaires, et des études spéciales sur chaque auteur et sur chaque traité. Comment, en effet, avancer dans l'histoire de la médecine grecque, par exemple, quand on est incessamment arrêté par l'incertitude des textes, par la difficulté de l'interprétation, par la barbarie des traductions latines, ou par l'absence des manuscrits au défaut des imprimés? Ainsi, avant de constituer solidement les études historiques médicales en France, il convient d'en poser d'abord les premiers fondements par une réunion de textes critiques traduits, annotés, entourés en un mot de tous les éclaircissements que peuvent fournir la science et la philologie.

Il faut donc qu'une fois, enfin, ce premier, ce grand travail préparatoire soit achevé; il faut que tous les trésors de l'antiquité médicale soient rassemblés pour reprendre le rang dont ils ont été si injustement dépossédés, avant de songer sérieusement à faire une véritable histoire de la médecine ancienne; car, dans l'état actuel des choses, il serait impossible à un homme seul de rassembler les matériaux si dispersés, encore si bruts, et cependant indispensables pour l'étude synthétique des doctrines et des faits, qui nous ont été transmis par les médecins de la Grèce et de Rome.

Mais ce n'est pas seulement aux médecins que notre *Bibliothèque* serait utile; les philosophes, les antiquaires, les philologues, les historiens eux-mêmes, y trouveront aussi une source de connaissances aussi curieuses que nécessaires.

La philosophie n'est-elle pas constamment unie à la médecine? La science du corps n'a-t-elle pas des connexions intimes avec la science de l'âme et de la pensée? N'exercent-elles pas l'une sur l'autre une influence réciproque et qu'il importe beaucoup d'apprécier? Ainsi on trouve dans la collection hippocratique de précieux documents pour servir à l'histoire des premières écoles philosophiques; certaines parties des œuvres de Platon, le *Timée* surtout, ne sauraient être bien comprises, si on ne les compare avec les écrits du médecin de Cos. La même remarque s'applique également à Aristote. Les écrits de Galien jettent aussi une vive lumière sur plusieurs ouvrages de ces deux écrivains. Pour Aristote, je ne parle que des livres philosophiques, et non des traités relatifs à l'histoire naturelle, car la médecine et l'histoire naturelle ont dans l'antiquité, comme de nos jours, des relations intimes, et généralement appréciées; d'ailleurs l'anatomie de Galien, comme celle d'Aristote, bien que le premier ait des prétentions plus élevées que le second, n'est, après tout, que l'anatomie des animaux.

Galien lui-même n'était-il pas philosophe éminent en même temps qu'illustre médecin? Dans son traité *des Dogmes d'Hippocrate et de Platon,* il discute avec une rare profondeur de vues divers systèmes de philosophie et en particulier celui des stoïciens; il nous a conservé dans ce volumineux ouvrage des fragments d'anciens philosophes, qu'on chercherait vainement ailleurs; il a écrit aussi un commentaire sur le *Timée,* et un grand nombre d'opuscules sur la philosophie.

Quelques-uns seulement sont arrivés jusqu'à nous, entre autres un traité intitulé *Introduction dialectique*, récemment découvert au mont Athos et publié par M. Mynas. Dans un *Essai sur Galien considéré comme philosophe*[1], j'ai montré de quelles ressources pouvait être pour l'histoire de la philosophie, l'étude des œuvres du médecin de Pergame; j'établirai dans un travail spécial que certains ouvrages des *Pères grecs et latins* ne peuvent être compris qu'à l'aide de connaissances puisées dans l'étude des médecins anciens.

L'histoire de l'humanité est liée à celle de la médecine : l'étude de la santé et de la maladie chez les divers peuples rend raison dans l'état civil et dans les dispositions législatives de particularités inexplicables sans cette considération. Ne voit-on pas aussi les fléaux épidémiques exercer une notable influence sur les événements de la vie d'un peuple? Toutes les circonstances relatives à la santé publique chez les anciens, circonstances qui font partie intégrante de l'histoire même de ces peuples, doivent être étudiées à la fois dans les médecins et dans les autres écrivains; car les liens qui rattachent les premiers aux seconds sont nombreux et importants[2].

[1] Paris, 1847, in-8°, chez Masson, libraire.

[2] Je me suis attaché à relever dans les auteurs classiques un grand nombre de passages se rapportant à la médecine; peut-être, si le temps me le permet, publierai-je un recueil de tous ces passages, en les accompagnant de notes explicatives. — Il me semble, d'un autre côté, qu'on rendrait un vrai service si on publiait, à l'usage des classes, une *Chrestomathie médicale*, comprenant tous les opuscules ou fragments des médecins grecs propres à être mis entre les mains des élèves, qui auraient ainsi des modèles dans tous les genres.

Hippocrate ne peut-il pas être considéré comme un des fondateurs de la philosophie de l'histoire par son immortel traité *des Eaux, des Airs et des Lieux*. Ainsi que je l'ai dit à propos de la comparaison que l'auteur fait de l'Asie et de l'Europe : « Ces quelques pages placent le médecin de Cos au premier rang des historiens philosophes; elles renferment, comme en un germe fécond, toutes les idées de l'antiquité et des temps modernes sur la philosophie de l'histoire; elles ont été résumées en quelques lignes par Platon et par Aristote; elles ont inspiré à Galien son admirable traité *que le Caractère de l'Homme est lié à sa Constitution;* dans des temps plus rapprochés de nous elles ont fourni à Montesquieu et à Herder le fond même de leurs systèmes politiques et historiques. » (*Traduction des œuvres choisies d'Hippocrate*, p. 187).

L'étude des médecins grecs et latins est une source féconde pour la connaissance des antiquités; nous trouvons dans Hippocrate, Galien, Aëtius, Oribase, et dans beaucoup d'autres auteurs, les documents les plus précieux pour l'histoire de l'hygiène, de l'art culinaire, de la gymnastique, de la cosmétique, de certains métiers, en un mot de la vie intérieure chez les Grecs et chez les Romains.

Les savants ont aussi beaucoup à glaner dans les écrits des médecins anciens; Hippocrate et Galien leur fournissent des renseignements sur l'astronomie, sur la division des saisons et sur la météorologie. Les premières origines de la chimie et de la physique positives se rencontrent dans les ouvrages des médecins. Nous devons à Galien de très-bonnes considérations sur l'optique ; il avait étudié particulièrement les mathématiques. Enfin c'est surtout dans les ouvrages médicaux qu'on trouve des définitions exactes des saveurs, des odeurs, des couleurs, etc.

Il me reste à parler des avantages que les philologues peuvent retirer de l'étude des médecins anciens : ces avantages sont si nombreux que je me contenterai d'en indiquer quelques-uns. L'histoire de la langue et de la littérature grecques serait tout à fait incomplète, si elle ne comprenait les écrits médicaux : comment, par exemple, faire connaître les dialectes sans comparer l'ionien d'Hippocrate à celui d'Hérodote, et sans étudier en même temps l'ionien d'Arétée, espèce de pastiche, à l'aide duquel cet auteur, s'inspirant d'Hérodote, d'Homère et d'Hippocrate, s'efforce de faire revivre une langue qu'on ne parlait plus depuis longtemps? Le style de Galien, mélange d'alexandrin et d'attique vulgaire, présente des idiotismes curieux et une allure particulière qui ont leur intérêt pour le grammairien.

Mais ce qui intéresse surtout les érudits, c'est qu'on retrouve dans les ouvrages médicaux, et notamment dans ceux de Galien, un grand nombre de fragments de poëtes et de prosateurs qui n'existent point ailleurs; de plus, des citations multipliées de Platon, d'Aristote et de plusieurs autres écrivains dont les ouvrages sont arrivés jusqu'à nous, peuvent aider, par la collation et la comparaison des imprimés et des manuscrits médicaux, à corriger les mêmes passages, tels qu'ils sont donnés par les éditeurs ou les manuscrits des auteurs originaux. J'ai pu m'assurer de ce fait pour Platon et pour Aristote. Enfin ce n'est qu'à l'aide des ouvrages médicaux qu'on peut se rendre compte de la signification de certains mots, de la valeur et de l'origine de certaines locutions; qu'on suit les transformations qu'une expression a subies en passant du langage vulgaire dans le langage technique, ou de celui-ci dans le domaine public; c'est ainsi que Galien nous fournit des détails très-curieux sur l'histoire de quelques lettres, l'*epsilon* (ε) et l'*éta* (η), par exemple, et de plusieurs mots, tels que πέμφιξ, χλωρόν, φαῦλον, ἀμφιδέξιος, δυσάνιος, κύβιτον, πέζαι, πολυγράφω, γνώμη, εὐήθης, κρήγυος, ῥύας ou ῥοίας, etc., etc.

Ce rapide aperçu, tout incomplet qu'il est, suffira, ce me semble, pour établir, je ne dis plus seulement l'utilité, mais la nécessité de publier une *Bibliothèque des Médecins grecs et latins*. Ce premier point établi, je vais faire connaître le plan de cette bibliothèque.

On admettra sans difficulté que c'est seulement à l'aide d'une collection qu'on peut arriver à une unité de conception et de rédaction, éviter les redites, les doubles emplois, simplifier le travail en le divisant, rédiger les introductions, les notes, les commentaires et les tables dans des proportions égales, arriver enfin à un ensemble dont toutes les parties se tiennent, en même temps qu'elles ont chacune leur valeur et leur utilité propres : c'est, du reste, le seul moyen de concentrer les forces sur un même sujet, d'appeler vers le même but, de faire concourir à la même œuvre les savants de la France et de l'étranger.

Il importe particulièrement dans la *Bibliothèque des*

Médecins grecs et latins de s'attacher à la constitution des textes; c'est, sans contredit, la partie du travail la plus longue, celle qui est en même temps entourée de plus de difficultés matérielles, puisqu'elle est presque tout entière à faire, et qu'elle repose exclusivement sur la collation des manuscrits dispersés dans les bibliothèques de l'Europe.

Il convient d'abord de connaitre les ressources que présente notre Bibliothèque royale; le travail dont M. le Ministre de l'Instruction publique a bien voulu me charger sur les manuscrits de médecine que renferme cette bibliothèque, mettra, je l'espère, au grand jour toutes les richesses dont nous pouvons disposer par nous-mêmes pour la constitution des textes. Les manuscrits d'Hippocrate, de Dioscoride, d'Aëtius et de Paul d'Égine sont nombreux et importants; mais il n'en est pas de même pour les autres auteurs, pour Rufus et Soranus, par exemple, et surtout pour Galien, Oribase et Arétée.

Mes collaborateurs et moi devons publier bientôt un relevé de toutes les notices concernant les manuscrits des médecins grecs et latins qui se trouvent dans les catalogues. J'y joindrai la description des papiers de feu le professeur Dietz de Königsberg, chargé par le gouvernement prussien d'une mission qui a duré plusieurs années; ce double travail donnera une idée assez exacte des secours que l'on peut tirer des diverses bibliothèques de l'Europe.

Les bibliothèques d'Italie fourniront les plus précieux matériaux : il faut mettre au premier rang celles de Milan, de Florence, de Turin, de Venise, de Naples, et surtout le Vatican, où les débris de l'antiquité semblent s'être donné rendez-vous pour jouir dans cet immense asile de la protection merveilleuse qui s'attache à tout ce que renferme la ville éternelle.

Après l'Italie vient l'Allemagne, dont les bibliothèques sont encore plus nombreuses que les universités; après l'Allemagne, la Grande-Bretagne (Londres, Oxford, Middlehill[1], Cambridge, et peut-être Dublin); enfin l'Espagne nous offre les trésors de Madrid et de l'Escurial; cette dernière bibliothèque est riche surtout en manuscrits arabes, dont le dépouillement jetterait un jour tout nouveau sur les œuvres de Galien. J'ai pu vérifier cette assertion, en étudiant la *Bibliotheca Arabico-Hispanica* de Casiri, avec le secours de M. le professeur Reinaud et de M. Munck.

Il serait impossible, il serait du moins extrêmement dispendieux pour chaque collaborateur d'aller explorer ces diverses bibliothèques. On s'exposerait, par cette méthode, à de doubles emplois et à des omissions considérables. Il serait donc à désirer que le gouvernement fît les premiers frais de cette grande moisson de textes et de variantes : voici, ce me semble, la marche à suivre pour simplifier et abréger le travail. Je dois dire, d'abord, qu'il n'est pas prudent de se fier aux catalogues; j'en ai acquis la preuve par mes propres recherches dans nos bibliothèques, par celles que j'ai faites pendant mes voyages d'Allemagne et d'Angleterre, et enfin par des renseignements qui m'ont été adressés récemment de Vienne, au sujet de quelques manuscrits,

[1] Le *Rapport* que j'ai publié sur ma mission médico-littéraire en Angleterre fait connaître avec détails tous les manuscrits conservés a Londres, à Oxford et à Middlehill.

décrits en apparence avec le plus grand soin par le célèbre Lambèce. Ces inexactitudes tiennent sans doute à la multitude des objets qui doivent passer sous les yeux pour la rédaction d'un catalogue, et aussi au peu de connaissances spéciales que les auteurs de ces catalogues ont pu acquérir; il faudrait donc, autant que possible, tout examiner par soi-même.

Pour certaines bibliothèques on pourrait se contenter d'un voyage d'exploration; on trouverait sur les lieux des hommes très-capables qui copieraient ou collationneraient volontiers les manuscrits jugés utiles pour la constitution d'un texte. Les universités d'Angleterre et d'Allemagne sont remplies de jeunes étudiants qui joignent à de vrais talents une consciencieuse patience, premier mérite du philologue; on pourrait se fier à peu près entièrement à eux pour copier ou pour collationner; en Italie on serait peut-être obligé, dans plusieurs villes du moins, de se charger soi-même de ce double travail.

M. Miller, dans son Catalogue raisonné des manuscrits grecs de l'Escurial et de Madrid, a bien voulu donner une attention particulière aux médecins : ce travail servira de base pour les recherches à faire dans ces bibliothèques; comme les manuscrits médicaux sont peu nombreux, il ne serait pas très-long de les copier, ou de les collationner. Quant aux manuscrits arabes, on pourrait avec pleine assurance confier leur étude à MM. les docteurs Pépin et Greenhill, orientalistes zélés, qui rendraient des services éminents à la littérature médicale arabe ou gréco-arabe.

Il me semble aussi qu'au moyen des relations diplomatiques on pourrait obtenir la communication de beaucoup de manuscrits des bibliothèques de l'étranger : c'est ainsi que plusieurs manuscrits m'ont été adressés de Bruxelles et d'Allemagne.

M. Mynas a rapporté de ses derniers voyages en Grèce, de bons manuscrits de Dioscoride et de quelques traités de Galien; il m'a souvent répété que les bibliothèques des couvents du mont Athos en contiennent plusieurs autres; j'ai l'espérance que cet infatigable voyageur n'a pas abandonné toute idée de retour dans ces pays lointains, et que M. le Ministre de l'Instruction publique voudra bien appeler son attention sur les manuscrits médicaux.

Mon ami M. Léouzon Le Duc, en mission dans les États du Nord, m'a promis de me fournir, par le moyen de MM. les conservateurs des bibliothèques de Copenhague, de Christiania, de Stokholm, et de l'université d'Abo, tous les renseignements dont je puis avoir besoin. Ces bibliothèques renferment un assez grand nombre de manuscrits d'une valeur réelle

D'ailleurs, en appelant l'attention des savants et des érudits sur une telle publication, on recevra de toutes parts des communications importantes; l'Europe tout entière voudra concourir à l'érection de ce monument, et l'on peut être assuré d'avance qu'il ne sera pas très-difficile de réunir les matériaux essentiels.

On devra aussi étudier avec un soin particulier les traductions latines manuscrites les plus importantes; ce ne sera pas, il est vrai, la tâche la moins fastidieuse, mais ce ne sera pas la plus ingrate. Je répète ici ce que j'écrivais à propos d'un traité attribué à Rufus, et intitulé περὶ Σφυγμῶν (*de Pulsibus*[1]) : «Ces vieilles traductions, souvent incompréhensibles, si on les lit

[1] Paris, 1846, in-8°, chez J. B. Baillière.

2

seules, rendent de véritables services quand on les compare à l'original, et qu'on en use avec discernement et discrétion; souvent elles représentent un texte fort ancien, et même elles le représentent d'autant plus fidèlement, qu'elles sont l'œuvre d'écrivains peu habiles qui, s'attachant servilement à la lettre, la reproduisent par un calque plutôt encore que par une véritable traduction; j'ai eu souvent l'occasion de vérifier l'exactitude de ces remarques à propos des traductions latines de Galien, d'Oribase, et de Moschion. »

Ces traductions sont malheureusement plus nombreuses et plus éparses que les textes originaux; souvent il est difficile de distinguer celles qui ont été faites sur le texte grec ou sur l'arabe, de reconnaître celles qui représentent immédiatement un ancien manuscrit, et qui sont primitives, de celles qui ne sont que des copies plus ou moins altérées et modifiées, ou qui ont été faites sur des manuscrits récents. Un peu d'habitude conduirait cependant à établir des catégories, dans lesquelles on tiendrait compte seulement des traductions les plus importantes.

Ce travail, tel que je le conçois, se présente, ce semble, avec des proportions gigantesques. Réduit à moi-même, j'oserais à peine me charger d'un seul des nombreux auteurs qui doivent composer la collection; mais assuré de l'appui qu'on ne refuse jamais aux entreprises qui peuvent servir la cause des sciences et des lettres; encouragé et généreusement aidé par les hommes les plus éminents dans la littérature médicale, je persévère avec confiance dans mon projet. Les médecins érudits qui ont bien voulu se joindre à moi sont encore peu nombreux, il est vrai; mais ici le nombre ne fait pas la force : moins le travail sera morcelé, plus il gagnera en unité de plan et d'exécution.

Au premier rang des collaborateurs se place M. Littré, dont je m'honore d'être le disciple et l'ami. M. le docteur Bussemaker, étranger par son origine, mais Français par ses habitudes d'esprit et par le long séjour qu'il a fait à Paris, veut bien se joindre à nous : médecin aussi érudit que modeste, il s'est fait une réputation méritée par une édition partielle d'*Oribase* (XLIVe livre des Συναγωγαί, Groningue, 1835) et par d'autres travaux sur la médecine ancienne. M. le docteur Bell, sous-bibliothécaire de l'École de Médecine, publiera les ouvrages concernant les maladies des femmes; M. Gillette, professeur agrégé, se chargera d'Alexandre de Tralles, ou d'Actuarius; M. Falret fils nous communiquera le fruit de ses recherches sur Arétée, auquel il travaille depuis plusieurs années; MM. Malgaigne, Voillemier et Sichel nous aideront de leurs conseils pour ce qui regarde la chirurgie et l'ophthalmologie. M. Greenhill, d'Oxford, très-avantageusement connu par une édition de Théophile le Protospathaire (*de Fabrica Corporis humani*, textes, traductions et notes; Oxford, 1842, in-8°), par une nouvelle édition de Sydenham (Londres, 1844, in-8°), enfin par la traduction, sur le texte arabe, du traité de Rhazes, *de la Variole* (Londres, 1847, in-8°); MM. Adams, de Banchory; Ermerins, de Groningue; Rosenbaum, de Halle; Pinoff, de Breslau; Marx, de Gœttingue; Thierfelder, de Meissen; Haeser, d'Iéna, médecins dont la réputation est faite depuis longtemps, m'ont également promis leur active collaboration.

La collection comprendra, ainsi que je l'ai dit déjà plusieurs fois, les ouvrages des médecins grecs et latins réputés classiques, à commencer par Hippocrate, le prince, j'allais presque dire le dieu de la médecine, et à finir par Actuarius, le dernier écho des véritables traditions de la médecine grecque dans le Bas-Empire (XIIIe siècle après J.-C.)[1]. Quant aux médecins latins, il convient de se borner actuellement à Celse, l'Hippocrate latin, et à Cælius Aurelianus, dont l'ouvrage, écrit dans un style barbare, n'en renferme pas moins les plus précieux documents pour la science et pour l'histoire. On ajoutera le traité *des Médicaments,* de Scribonius Largus, à cause de son ancienneté.

Si ce n'était m'écarter de mon plan, j'appellerais d'une manière toute spéciale l'attention des médecins érudits sur un des monuments les plus remarquables de la littérature médicale au moyen âge : je veux parler des écrits sortis immédiatement de l'école de Salerne, de cette école qu'on doit regarder comme la mère de celles de Montpellier et de Paris. Grâce à l'importante découverte du docteur Henschel, de Breslau, que j'ai signalée et appréciée dans mon *Rapport* sur une mission en Allemagne, l'école de Salerne n'est plus représentée seulement par le petit poëme si célèbre qui porte son nom, mais bien par un véritable traité résumant toute l'étendue des connaissances médicales

[1] Peut-être Nicolaus Myrepsus trouvera-t-il aussi place dans la *Bibliothèque;* son recueil de médicaments (Δυναμερὸν) est loin d'être inutile pour l'histoire de la matière médicale et de la pharmacie. Le texte est encore inédit; il y en a à la bibliothèque Royale plusieurs manuscrits, dont un, du XIVe siècle, est particulièrement remarquable.

d'alors dans les leçons des plus fameux maîtres salernitains. J'ajoute aussi que le cycle poétique que caractérise la *Schola salernita* s'est singulièrement agrandi entre les mains de M. le docteur de Balzac, de Versailles, qui, depuis dix ans, étudie avec une rare persévérance toute cette collection de poëmes médicaux, sources de la *Schola salernitana,* ou inspirés par elle. J'ai moi-même recueilli à Berlin, à Oxford et à Londres, d'assez nombreux matériaux concernant les poëmes salernitains. Si MM. Henschel et de Balzac réunissaient leurs travaux, et je sais qu'ils n'attendent pour cela qu'une circonstance favorable, on aurait un recueil des plus curieux et des plus intéressants.

Je demande donc asile dans notre *Bibliothèque* pour les écrits salernitains, auxquels nous devons rapporter une partie de notre gloire et de notre science.

Mais je me hâte de revenir aux classiques.

HIPPOCRATE.

Il conviendrait assurément de commencer la collection par Hippocrate, et de l'enrichir du texte si patiemment et si savamment constitué par M. Littré; mais des circonstances particulières nous empêchent de jouir actuellement de cette faveur. Espérons que, dans quelques années, tous les obstacles seront levés, et que nous aurons une édition gréco-latine qui soutiendra glorieusement le parallèle avec celle de Foes. D'ailleurs les observations critiques des philologues, les recherches dans les bibliothèques étrangères, fourniront de nouvelles ressources pour la constitution du texte.

Dietz avait rapporté de ses voyages une riche collection de variantes : ces papiers appartiennent à sa famille; je n'ai pu en obtenir communication; on consent à les céder pour un prix qui ne serait pas trop élevé, si l'on pouvait se fier absolument au travail de Dietz; mais je l'ai surpris quelquefois en flagrant délit d'inexactitude et de précipitation quand il s'agit d'une collation de manuscrits, pour Oribase du moins. Cependant, comme il avait donné une attention toute particulière à Hippocrate, peut-être a-t-il mis plus de soins à cet auteur qu'aux autres.

Comme complément de cette nouvelle édition d'Hippocrate, nous reproduirons, avec des modifications et des additions considérables, l'*Œconomia* de Foes, source inépuisable de saine et vaste érudition.

ÉROTIEN.

A la suite d'Hippocrate doit tout naturellement se trouver Érotien, auteur d'un *Glossaire* des mots obscurs de la collection hippocratique; une nouvelle édition de cet auteur, faite probablement par M. Littré, sera un travail infiniment utile pour les philologues, plus encore peut-être que pour les médecins.

NICANDRE, CRATEUAS, DIOSCORIDE ET ÆLIUS PROMOTUS.

Ces auteurs forment une catégorie à part; ils traitent de tout ou partie de la matière médicale. Crateuas et Ælius sont encore inédits[1]. Au rapport de Dioscoride lui-même et de Galien, Crateuas était un *rhizo-*

[1] Les Ῥιζωτομικά de Crateuas et le Δυναμερόν d'Ælius Promotus se trouvent à Venise; le traité περὶ ἰοβόλων καὶ δηλητηρίων φαρμάκων de Promotus existe à Paris, au Vatican et à Milan.

tome ou herboriste fameux, qui avait écrit sur les plantes avec soin; on le connaît seulement par les éloges des deux écrivains que je viens de nommer, par des citations du scholiaste de Nicandre, par Pline, par quelques mots d'Ansse de Villoison, enfin par Anguillara (*dei Semplici,* Venet., 1561, in-8°), qui le cite un assez grand nombre de fois. — Nicandre (*de Alexipharmacis, et de Theriacis*) a été bien traité par Schneider; cependant le texte, et surtout l'interprétation, laissent à désirer. — On a de Dioscoride une édition critique publiée par Sprengel. Cet auteur a été l'objet de beaucoup de commentaires, dont quelques-uns sont encore fort utiles. Nous possédons un célèbre manuscrit du IXe siècle avec des figures; il y en a un autre à Vienne qui remonte jusqu'au Ve siècle; le premier n'a été collationné qu'imparfaitement, le deuxième ne l'a été que pour le premier livre de la *Matière médicale.* J'ajoute que M. Mynas a rapporté du mont Athos un manuscrit qui m'a paru très-bon; voilà donc des secours tout nouveaux à mettre à profit. Il reste ensuite à établir une synonymie aussi rigoureuse et aussi complète que possible pour les dénominations des substances décrites par Dioscoride; son ouvrage sur la matière médicale doit être considéré comme la source première de tout ce qui se trouve dans ses successeurs sur les médicaments simples; c'est donc pour ce traité qu'il faut réserver les commentaires les plus étendus, les notes les plus nombreuses, et ne donner pour les traités analogues des autres auteurs que la conférence des lieux parallèles.

M. le docteur Bussemaker, très-versé dans l'étude de la botanique ancienne, aidé, du reste, par les conseils de plusieurs savants naturalistes de France et de l'étranger, se charge des quatre auteurs dont j'ai donné les noms; son travail sur Nicandre est achevé.

Il serait, je crois, fort utile de joindre Théophraste, ou du moins le IXe livre de son *Histoire des Plantes,* à Dioscoride; ces deux auteurs se complètent l'un par l'autre; je propose d'autant plus volontiers cette alliance que la création à Athènes d'une école française permettra peut-être d'aller étudier sur les lieux la Flore de l'Attique, ce qui ne serait pas d'une médiocre utilité pour l'interprétation des deux botanistes grecs; je soumets avec confiance cette idée à M. le Ministre de l'Instruction publique.

RUFUS D'ÉPHÈSE.

Ce que nous connaissons de Rufus d'Éphèse consiste en fragments, qui se trouvent dans divers autres médecins grecs, surtout dans Oribase ou dans Aëtius, et en véritables traités, malheureusement trop peu nombreux; nous laisserons les fragments dans les ouvrages où ils sont insérés, et dont ils font partie intégrante; car, si on enlevait à Oribase, par exemple, tous les fragments des auteurs à l'aide desquels il a formé ses *Collectanea medica,* il ne resterait de lui que les préfaces, et on aurait ainsi rompu toute espèce d'ensemble et d'harmonie sans un véritable profit.

Des deux ouvrages de Rufus qui sont arrivés jusqu'à nous, l'un traite *des Maladies de la Vessie et des Reins,* l'autre *des Noms qu'ont reçus les diverses parties du Corps*. Ces deux traités, dont le premier nous est arrivé dans un état déplorable de mutilation et d'altération, ont été, de ma part, l'objet de recherches pénibles mais fructueuses.

A Rufus je joindrai la partie médicale de l'Ὀνομαστικόν de Pollux.

SORANUS, MOSCHION.

Soranus et Moschion ont écrit sur *les Maladies des Femmes;* le premier a été édité pour la première fois, sans notes et sans traduction, par Dietz et Lobeck, d'après deux mauvais manuscrits. J'ai trouvé et copié, dans un manuscrit de la bibliothèque Royale, plusieurs chapitres tirés de deux livres inédits et inconnus d'Oribase, qui serviront à raffermir et à élucider en plusieurs passages le texte de Soranus. — Le texte de Moschion sera notablement amélioré et complété à l'aide d'une très-ancienne traduction latine que j'ai découverte et copiée à Bruxelles. M. le docteur Bell, sous-bibliothécaire à l'École de Médecine, qui s'est déjà beaucoup occupé de Soranus, donnera l'édition de ces deux auteurs, auxquels on pourra joindre le traité, encore inédit, de Métrodore *sur les Maladies de l'Utérus.*

ARÉTÉE.

Arétée, quoique à peine cité dans l'antiquité et au moyen âge, n'en est pas moins un auteur des plus précieux, par l'originalité, par la vivacité de ses descriptions, et par la vérité de son observation : c'est peut-être, de tous les médecins grecs, celui dont les ouvrages se rapprochent le plus des productions modernes. Le texte, très-fautif, présente des lacunes énormes et beaucoup de passages jusqu'à présent désespérés; les manuscrits jetteront, sans doute, un nouveau jour sur cet auteur, dont on n'a que des éditions imparfaites quoique savantes. M. le professeur

Ermerins de Groningue a collationné ou fait collationner un grand nombre de manuscrits de la France et de l'Italie, dans le but de donner un texte critique d'Arétée. Ce travail important, qui vient d'être publié, servira de base pour l'édition que M. Falret fils prépare depuis plusieurs années.

GALIEN.

A ce grand nom, qui domine toute la pathologie antique, qui rappelle un écrivain si fécond, un génie si universel, et qui, jusqu'au XVIIe siècle, fut *le maître* en médecine à l'égal d'Aristote en philosophie, à ce nom, dis-je, on ne saurait se défendre d'un mouvement d'hésitation : comment, en effet, oser entreprendre de publier la vaste collection des œuvres du médecin de Pergame, où la médecine, la philosophie et la philologie sont toutes ensemble représentées par des écrits divers, dont plusieurs ont une étendue considérable? Depuis le XVIIe siècle on ne s'est réellement plus occupé de Galien ; le texte est resté tel que l'avait constitué Cornarius, dont le seul mérite est d'avoir eu à sa disposition des manuscrits un peu meilleurs que ceux des Alde. Chartier, dans sa grande édition des œuvres réunies d'Hippocrate et de Galien, n'a fait subir que très-peu de changements au texte de Cornarius. L'édition de Leipzig publiée par les soins du professeur Kuehn, qui a mis son nom à une entreprise purement mercantile, reproduit servilement le texte de Chartier avec toutes ses fautes et avec d'autres encore.

On a écrit de volumineux commentaires sur les œuvres de Galien, mais tous, on peut le dire, n'ont presque aucune valeur : ils délayent sans pénétrer, ni expliquer jamais la pensée de l'auteur. Les traductions manuscrites sont très-nombreuses; beaucoup fournissent, pour la correction du texte, des données précieuses; plusieurs traités ne sont connus qu'en latin, et quelques-uns, encore inédits, sont dérobés pour ainsi dire à tous les regards dans des traductions arabes.

Ainsi, pour Galien, tout reste à faire; le terrain est à peine déblayé. On me trouvera sans doute bien téméraire de m'être précisément réservé la publication, sinon de tout, du moins d'une partie considérable de ses œuvres : je ne me serais pas chargé d'une pareille tâche si je n'avais fait depuis plusieurs années une étude particulière des écrits du médecin de Pergame, si je n'avais déjà publié sur son Anatomie et sa Physiologie un travail favorablement accueilli, enfin si je n'avais trouvé dans MM. Littré, Ermerins, Bussemaker, Dubois d'Amiens, Greenhill, Rosenbaum, Adams et Haeser, des auxiliaires zélés, qui veulent bien partager avec moi le soin d'éditer cette grande encyclopédie de la médecine ancienne.

M. Ermerins se chargera spécialement des livres de Galien relatifs à Hippocrate, ainsi que des commentaires d'Apollonius de Cittium, de Jean d'Alexandrie, de Palladius, de Théophile, d'Étienne, sur le même auteur[1], etc.; M. Bussemaker éditera les ouvrages *sur la Thérapeutique* et *sur les Médicaments simples ou composés;* M. Greenhill constituera le

[1] Ces commentaires ont déjà été publiés, mais sans grande critique, par Dietz, sous le titre : *Scholia in Hippocratem et Galenum*, Berolini, 1834, 2 vol. in-8°. Le commentaire d'Étienne n'a été donné que par extrait dans cette collection; il sera publié intégralement dans notre Bibliothèque; on joindra aussi le commentaire du pseudo-Oribase sur les *Aphorismes*.

texte du traité *des Administrations anatomiques*[1], M. Adams donnera ceux *sur le Pouls*, *sur les Crises*, etc.; le savant auteur de l'*Essai sur la Métaphysique d'Aristote*, M. Ravaisson, veut bien accepter les traités purement philosophiques : *de Captionibus penes Dictionem*, *Introductio logica* et *quod Qualitates incorporeæ*. J'ai aussi la confiance que mon ami M. Martin, doyen de la faculté des lettres de Rennes, publiera avec moi le beau traité *de Dogmatibus Hippocratis et Platonis;* la science et l'érudition qu'il a déployées dans son édition du *Timée* de Platon nous répondent de la manière dont sera traduite et commentée la partie philosophique de l'ouvrage de Galien. Au traité *de Dogmatibus* se rattachent des fragments du commentaire sur le *Timée* de Platon, dont je viens de découvrir et de publier le texte grec, auquel j'ai joint une traduction et des notes. M. Dubois d'Amiens s'occupera de quelques ouvrages pathologiques. Je m'attacherai particulièrement aux traités *de l'Usage des Parties*, *des Lieux affectés*, *de la Conservation de la Santé*. J'ai déjà traduit et annoté les opuscules médico-philosophiques. Pour tout ce qui regarde l'anatomie, j'ai minutieusement répété les dissections de Galien, soit sur les singes, soit sur les autres animaux qu'il a eus à sa disposition.

[1] On ne possédait jusqu'à présent que les neuf premiers livres de cet important ouvrage, encore le neuvième était-il incomplet. M. le docteur Greenhill a copié dans un manuscrit arabe de la bibliothèque Bodléienne d'Oxford, la fin du livre IX et les six derniers, dont quelques bibliographes avaient bien révélé l'existence, mais dont personne ne s'était occupé. Par la publication de ces derniers livres, M. Greenhill rendra à la littérature médicale un service des plus signalés, et qui lui méritera la reconnaissance de tous les médecins érudits.

ORIBASE.

L'auteur le plus important après Galien est sans contredit Oribase, médecin et ami de l'empereur Julien. Il avait, par ordre de ce dernier, publié en soixante-dix livres, et sous le titre de Ἰατρικαὶ Συναγωγαί (*Collectanea medicinalia*), une espèce d'encyclopédie comprenant, dans un ordre systématique, toutes les connaissances médicales d'alors. Le grand mérite de cette encyclopédie, c'est d'être exclusivement formée d'extraits textuels de Galien et des autres médecins ou chirurgiens les plus renommés. Malheureusement, plus de la moitié de cet ouvrage qui devait jeter une si vive lumière sur l'histoire de la médecine antique, est perdue. Cette perte est à jamais regrettable, car les livres qui nous manquent contiennent précisément la partie la plus étendue et la plus intéressante de la médecine et de la chirurgie. Les éditions des livres qui ont été conservés sont extrêmement difficiles à réunir, et d'ailleurs ne présentent qu'un texte incorrect et absolument dépourvu de notes explicatives et critiques. Deux autres ouvrages d'Oribase, la *Synopsis* et le traité *ad Eunapium*, n'ont été publiés qu'en latin.

Dietz avait réuni beaucoup de matériaux pour Oribase; j'ai été assez heureux pour les obtenir tous; je les ai remis entre les mains de M. le docteur Bussemaker, qui, de son côté, a collationné avec fruit une vieille traduction de la *Synopsis*, et copié à la bibliothèque Royale les quinze premiers livres des Συναγωγαί. J'ai moi-même trouvé, dans un manuscrit de la bibliothèque Royale, deux livres tout à fait inconnus de ce grand ouvrage; j'ai aussi rapporté d'Angleterre la collation d'un excellent manuscrit des quinze premiers livres. Le travail de M. Bussemaker est en grande partie achevé ; il est donc bien à souhaiter qu'il puisse mener à bonne fin une édition préparée par tant de recherches et de labeurs.

M. le docteur Voillemier, agrégé de la faculté, nous prêtera son concours pour la traduction et l'annotation des livres relatifs aux fractures et aux luxations, qu'il étudie avec soin depuis plusieurs années. M. Bussemaker a bien voulu me demander ma collaboration pour les autres livres chirurgicaux et pour ceux consacrés à l'anatomie.

Les livres XI, XII et XIII des *Collectanea* étant la reproduction intégrale de Dioscoride, ne seront pas publiés de nouveau; mais on profitera, pour l'édition du traité *de la Matière médicale*, des variantes fournies par les manuscrits des *Collectanea*. — Je remarque, à ce propos, que, dans Oribase, les substances médicamenteuses sont rangées par ordre alphabétique, tandis qu'elles le sont, dans l'ouvrage original, par ordre de matières. Dioscoride même déclare cette méthode supérieure à la première, et cependant, chose étonnante, les plus anciens manuscrits de Dioscoride sont par ordre alphabétique, d'où il me semble résulter que ces manuscrits proviennent d'un démembrement du grand ouvrage d'Oribase. J'aurai ailleurs l'occasion de faire une observation analogue à propos du traité de Rufus *de Appellationibus partium corporis humani*.

AËTIUS.

Après Oribase vient Aëtius, dont les *Tetrabiblons* compensent un peu, pour la médecine du moins, la perte de la plus grande partie des Συναγωγαί. Le traité d'Aëtius est divisé en seize livres; huit seulement ont été publiés en grec par les Alde; c'est assez dire combien le texte est fautif et insuffisant. Quant aux huit autres, ils n'ont paru qu'en latin, à quelques fragments près donnés en grec par Weigel et Mystoxidès. Feu le docteur Weigel avait collationné ou copié un grand nombre de manuscrits d'Aëtius; il a annoncé pendant plus de quarante ans une édition des œuvres de ce médecin; malheureusement il est mort sans avoir réalisé son projet. Je n'ai pu, pendant mon séjour à Dresde, avoir communication de ses papiers; mais je sais qu'ils sont actuellement en dépôt chez son neveu le libraire Weigel, à Leipzig, et qu'on pourrait les acheter ou du moins les consulter.

ALEXANDRE DE TRALLES, ACTUARIUS.

Pour achever la série des médecins grecs du premier ordre, il nous reste Paul d'Égine, abréviateur d'Oribase, curieux à étudier, surtout pour sa chirurgie; Alexandre de Tralles, qui paraît avoir écrit plutôt d'après sa pratique que d'après les écrits de ses prédécesseurs, et qui poussa l'indépendance jusqu'à blâmer Galien; enfin Actuarius, dont les ouvrages ne sont pas encore tous publiés en grec, bien qu'ils présentent un intérêt réel.

PETITS MÉDECINS GRECS.

Il n'est pas nécessaire de publier immédiatement les auteurs du second ordre; je dois, avant tout, appeler l'attention des savants sur ceux dont j'ai parlé plus haut, notamment sur Rufus, Soranus, Galien,

Oribase, Aëtius et Cælius Aurelianus. On s'occupera donc plus tard des *petits médecins*, dont les ouvrages n'ont qu'une valeur relative, et qui seront réunis sous le titre général de *Medici et Physici græci minores :* tels sont Théophile, Mélétius, Némésius (anatomistes), Cassius (*Problemata*), Synésius, Palladius (*de Febribus*), Theophanes Nonnus, Léon (*Abrégés de Médecine*), plusieurs petits traités anonymes, dont il serait trop long de donner les titres, enfin un assez grand nombre d'opuscules inédits et qui méritent d'être mis au jour. Plusieurs de ces auteurs ont été édités avec science et érudition par Boissonade, Greenhill, de Matthæi, Bernard, Gruner, Ermerins, Dietz, Ideler, Bussemaker; ces ouvrages ne réclameraient donc pas de grands travaux. Du reste, les notes consacrées aux auteurs du premier ordre rendront superflues celles qu'on pourrait faire à ces opuscules; mais il y aurait un grand intérêt à les posséder tous réunis et édités d'après un plan uniforme.

CELSE, CÆLIUS AURELIANUS, SCRIBONIUS LARGUS.

Je dirai seulement quelques mots des trois ouvrages latins qui trouveront place dans la Bibliothèque. Celse vient d'être traduit avec fidélité et élégance par M. le docteur Des Étangs dans la collection de M. Nisard; il est probable que M. Des Étangs pourra reprendre son texte en notre faveur, en l'entourant de commentaires et de notes que ne permettait pas le plan de la collection des classiques latins. — M. Ravel, jeune médecin distingué, se chargera du traité *des Médicaments* de Scribonius Largus, si M. Des Étangs ne l'édite pas en même temps que Celse.

Je compte publier Cælius Aurelianus; la découverte que j'ai faite à la bibliothèque de Bourgogne, à Bruxelles, d'un manuscrit contenant, sous le nom d'Aurelius, un abrégé du traité *de Passionibus acutis* et d'un traité *de Febribus* qu'on croyait absolument perdu, m'a fourni l'occasion de nouvelles recherches sur Cælius Aurelianus; j'ai publié en Allemagne le texte d'Aurelius, en l'accompagnant d'une introduction et de notes.

En tête de chaque auteur on placera une introduction comprenant la biographie et la bibliographie; les discussions sur l'authenticité, sur la transmission des ouvrages, l'appréciation des doctrines, du rôle de ces doctrines, de leur influence, en un mot de leur fortune; l'étude du style trouvera aussi une large place dans ces introductions; chaque traité sera précédé d'un argument spécial; il y aura deux ordres de notes, les unes philologiques, grammaticales et lexicographiques, les autres explicatives, historiques et scientifiques. On s'efforcera toujours, autant que possible, de distinguer ces deux espèces de notes, et de les séparer sous des rubriques différentes.

Nous donnerons à nos éditions un intérêt pratique et historique incontestable, par des rapprochements perpétuels, soit avec les ouvrages modernes, soit avec les écrits des médecins anciens, de ceux du moyen âge et de la renaissance.

Il faudra surtout s'attacher à éviter les redites et les doubles emplois dans une collection qui sera déjà si volumineuse par elle-même; je fais particulièrement cette remarque pour les livres où il est traité des médicaments; ainsi, la *Matière médicale* de Dioscoride, et les livres analogues de Galien, publiés par la même personne, se présenteront avec un *apparatus* de notes et d'éclaircissements, qui rendent inutile presque tout travail d'annotation pour les livres semblables d'Oribase, d'Aëtius, d'Alexandre de Tralles, de Celse et de Scribonius. Il en est de même à peu près pour l'hygiène et pour la chirurgie, mais non pour la médecine; là, chacun aime à jouir de son libre arbitre et veut exprimer ses propres idées sur un sujet qui, plus que tout autre, prête à la discussion et permet de déployer son talent d'interprétation.

Je me propose de donner un soin tout particulier aux *indices*, indispensables pour toute espèce de recherches; c'est seulement à l'aide d'*indices* bien faits qu'on peut apporter de la précision et de l'exactitude dans l'étude d'un point d'histoire ou de littérature, car il n'est pas toujours possible de lire intégralement par soi-même tous les ouvrages qu'on est obligé de consulter.

Chaque auteur sera suivi de trois *indices* : 1° d'un *index* philologique (grammatical et lexicographique, *index verborum*); 2° d'un *index* des noms propres (*index nominum*); 3° enfin, d'un *index rerum*, comprenant l'indication de tous les faits et de toutes les idées; *index* pour lequel il est difficile de poser des limites fixes, de tracer des règles précises, et dans lequel on est exposé à dire trop ou trop peu.

La collection sera terminée par un triple *index* universel, qui sera à la fois un lexique médico-grec et latin, une sorte de dictionnaire biographique; enfin, un répertoire abrégé de tous les points saillants de la médecine antique. Ce triple travail donnera à notre collection un avantage que nul recueil, si je ne me trompe, ne possède jusqu'à présent.

Nous établirons également une *concordance* de tous les passages parallèles dans les divers auteurs qui composeront la *Bibliothèque*.

De nombreuses planches seront ajoutées au texte; elles représenteront les instruments, d'après les manuscrits, et surtout d'après les originaux trouvés à Herculanum et à Pompéi, les procédés opératoires, les pièces de pansement, les machines de réduction, les préparations anatomiques; cette heureuse innovation éclaircira plus d'un passage, et rendra de vrais services à la science.

Dans toute la collection, les citations seront uniformes; on aura soin de marquer les pages des éditions principales, et de numéroter les lignes; la division des chapitres généralement reçue sera religieusement indiquée; mais dans notre édition, les alinéa ne correspondront pas toujours aux anciennes divisions, souvent très-défectueuses; il suffira de retrouver à la marge l'indication des chapitres.

Dans le plan primitif de la *Bibliothèque des Médecins grecs et latins*, tous les ouvrages devaient être traduits en français; de graves considérations se sont élevées contre la réalisation de ce projet. Une pareille collection ne doit pas s'adresser seulement aux Français, mais à toutes les nations savantes. S'il est vrai que la langue française soit plus répandue qu'aucune autre langue vivante, il est également incontestable que le latin est d'un usage encore plus universel.

Tous les médecins et tous philologues avec lesquels j'ai l'honneur d'être en correspondance se sont accordés à demander que le texte grec fût accompagné d'une traduction latine; j'ai accédé d'autant plus volontiers à cette demande que, parmi les ouvrages compris dans la *Bibliothèque*, plusieurs n'ont d'intérêt véritable que pour les historiens ou les érudits de profession, et supporteraient même très-difficilement une traduction française : de ce nombre sont certainement les Commentaires de Galien, ses traités *sur le Pouls*, ceux *sur les Médicaments;* les livres sur le même sujet d'Oribase, d'Aëtius, de Paul d'Égine; les écrits d'Actuarius *sur les Urines*, etc. Or, comme le point capital dans une collection est l'uniformité, il a bien fallu renoncer à la pensée de publier une partie avec la traduction française et une autre partie avec la traduction latine; d'ailleurs il eût été impossible de trouver en France assez de collaborateurs pour traduire convenablement tous les ouvrages qui doivent faire partie de notre *Bibliothèque*. Ce que je dis ici pour notre pays serait également applicable à l'Allemagne et à l'Angleterre. Du reste, rien n'empêchera de donner plus tard en français les principaux auteurs ou les traités les plus importants. J'ai aussi l'intention de publier une suite d'études sur les médecins grecs les plus considérables, et en particulier sur Galien, études qui, je l'espère, compenseront un peu l'absence de traductions françaises complètes.

Les traductions latines qui existent déjà seront mises en harmonie avec le nouveau texte, lorsqu'on ne les jugera pas trop insuffisantes, auquel cas elles seront entièrement refaites; je puis assurer par avance qu'on ne se contentera pas d'un calque, d'un simple mot à mot; que les difficultés ne seront pas éludées, mais abordées de front, comme s'il s'agissait de traduire dans une langue vivante. Nous proscrirons ainsi toute espèce de compromis avec le texte ou avec le sens, et nos traductions ne seront pas seulement une illusion, mais elles offriront un secours efficace pour les passages embarrassants.

Comme garantie de nos soins scrupuleux, et pour mettre notre collection à l'abri de tout reproche de précipitation, les épreuves seront relues par au moins deux des collaborateurs et par un des philologues les plus distingués de notre époque, par M. Dübner.

Après avoir parcouru les pages qui précèdent, on restera, je pense, convaincu que la publication d'une bibliothèque conçue sur un plan aussi vaste, devant comprendre quarante-cinq ou cinquante volumes grand in-8°, de 800 à 900 pages chacun, entraînant des frais considérables, réclamant dix ou quinze ans pour sa complète exécution, ne peut être entreprise et soutenue avec les ressources d'un simple particulier. Une haute sanction, de puissants encouragements sont indispensables pour assurer la réalisation de ce projet si digne, ce semble, de fixer l'attention publique; aussi je viens avec quelque confiance le placer sous les auspices des corps savants, et réclamer en sa faveur le concours efficace du gouvernement.

INSTITUT DE FRANCE.

ACADÉMIE ROYALE DES INSCRIPTIONS ET BELLES-LETTRES.

RAPPORT

DE LA COMMISSION NOMMÉE POUR EXAMINER LE PROJET PRÉSENTÉ

PAR M. LE DOCTEUR DAREMBERG

A M. LE MINISTRE DE L'INSTRUCTION PUBLIQUE.

Le projet que M. le docteur Daremberg, connu déjà dans l'érudition médicale par d'intéressants travaux, a présenté à M. le Ministre de l'Instruction publique, et sur lequel l'Académie est consultée, est relatif à la publication d'une bibliothèque des médecins grecs et latins.

Peu de mots suffiront pour faire comprendre que ce projet n'est pas une superfétation inutile, et qu'il est destiné à combler une véritable et grande lacune.

Galien, qui à lui seul forme une bibliothèque médicale, n'a pas eu encore une seule édition critique, et son texte est dans l'état le plus défectueux; Oribase n'est publié que par fragments; et d'Aëtius, la moitié seulement a été imprimée; le reste est encore manuscrit, et n'existe, pour le public, que dans une traduction latine. Indiquer où en est l'érudition pour trois œuvres aussi considérables, c'est montrer quel est l'intérêt de l'entreprise proposée. Peut-être ici, où l'on est accoutumé à la prospérité et à l'éclat des lettres grecques et latines, s'étonnera-t-on que tel soit le délaissement où est demeurée la littérature médicale : mais on s'en rendra facilement compte en se rappelant que, pour traiter avec quelque sûreté de pareilles matières, il faut réunir à la connaissance des langues anciennes celle de la médecine. Or, depuis longtemps ces deux conditions sont séparées, et cet état n'est pas particulier à notre pays ; le nombre des médecins érudits n'est pas plus grand en Angleterre, en Italie, ou même en Hollande et en Allemagne, qu'il ne l'est chez nous. A la vérité, ce délaissement diminue, et la proposition de M. Daremberg peut en être considérée comme un témoignage. Mais aux yeux de votre commission, cela même est une raison qui favorise le projet. Entre un abandon prolongé et une faveur renaissante, il y a place pour un travail considérable et bien conduit.

Au sein de cette compagnie, on n'a point à faire ressortir l'utilité d'une pareille bibliothèque. Toute l'érudition y est directement intéressée. Non-seulement l'histoire scientifique y gagnera, mais encore l'étude des langues classiques et la connaissance des mœurs et des usages. Les médecins grecs et latins méritent plus qu'on ne croit d'être explorés, et l'exploration en sera grandement facilitée s'ils sont jamais publiés avec le soin, la correction et les explications que tout livre ancien exige.

M. le docteur Daremberg demande que les manuscrits des principales bibliothèques d'Europe soient collationnés. La commission pense qu'une pareille condition est, pour ainsi dire, obligatoire, et que l'Académie doit surtout approuver ce qui aura pour but de réunir les éléments d'un texte définitif.

Une bibliothèque des médecins anciens, offrant les

variantes des meilleurs manuscrits, donnant un texte amélioré, y joignant des traductions nouvelles, munie des annotations et des tables nécessaires, renfermée en un nombre raisonnable de volumes, disposée d'après un plan systématique; évitant par là des répétitions inutiles, et, par là aussi, servant mieux le besoin d'apprendre; une telle bibliothèque paraît véritablement digne d'encouragement. En conséquence, la commission est d'avis de recommander à M. le Ministre de l'Instruction publique le projet de M. le docteur Daremberg.

Signé à la minute : Boissonade, Letronne.
Littré, *rapporteur.*

Les conclusions de ce rapport sont adoptées par l'Académie.

Vendredi, 11 décembre 1846.

Certifié conforme,

Le secrétaire perpétuel,

Walckenaer.

ACADÉMIE ROYALE DE MÉDECINE.

RAPPORT

AU NOM D'UNE COMMISSION COMPOSÉE DE MM. ANDRAL, BOUSQUET, ET FRÉDÉRIC DUBOIS, RAPPORTEUR,

LE MARDI 24 OCTOBRE.

Messieurs,

Vous avez entendu, dans une de vos dernières séances, la lecture d'une lettre adressée à l'Académie par M. le Ministre de l'Instruction publique. Voici quel en était l'objet : M. Daremberg a formé le projet de publier une Bibliothèque des médecins grecs et latins; et pour réaliser ce projet, il a dû solliciter l'appui du gouvernement : mais avant de prendre une décision à ce sujet, M. le Ministre a voulu consulter les corps savants; et comme il s'agit d'une œuvre qui est relative à l'antiquité, et à l'antiquité médicale, M. le Ministre a demandé l'avis de l'Académie des Inscriptions et Belles-Lettres, et l'avis de l'Académie royale de Médecine.

L'Académie des Inscriptions et Belles-Lettres s'est prononcée en faveur du projet de votre bibliothécaire; nous avons eu sous les yeux le rapport de cette illustre compagnie. Le savant M. Littré, qui en était l'organe, s'est exprimé dans les termes les plus favorables sur le projet en question. Pour en faire sentir l'importance et l'opportunité, il a suffi à M. Littré d'indiquer où en est l'érudition pour les trois œuvres les plus importantes de l'antiquité médicale, à savoir, Galien, Oribase et Aëtius; Galien, qui n'a pas encore eu d'édition critique; Oribase, qui n'a été publié que par fragments, et Aëtius, dont la moitié seulement a été imprimée.

« Ici, disait M. Littré, en parlant dans le sein de l'Académie des Inscriptions et Belles-Lettres, ici où l'on est accoutumé à la prospérité et à l'éclat des lettres grecques et latines, peut-être s'étonnera-t-on que tel soit le délaissement où est demeurée la littérature médicale! » Cette réflexion de M. Littré, bien que fâcheuse pour la médecine, nous a paru parfaitement juste; mais si les anciens médecins sont ainsi abandonnés aujourd'hui, peut-être faut-il en grande partie l'attribuer à l'incorrection des textes, à l'infidélité ou à l'obscurité de la plupart des traductions. En effet, tandis que la littérature classique s'enrichit chaque jour des plus savantes recherches, le champ de la littérature médicale est à peine défriché; et cependant, comme le dit M. Daremberg, des savants français avaient, en d'autres temps, pris l'initiative de travaux vraiment méthodiques sur la littérature médicale ancienne; il suffit de rappeler les noms des Étienne, des Goupil, des J. Sylvius, des Chartier, des Dacier, des Bosquillon, des Coray, etc. Il y a donc là un grand exemple à suivre, une tradition à renouer.

La première chose à faire serait de poser les fondements d'études sérieuses, par une collection de textes traduits et enrichis de notes et de commentaires. Cette bibliothèque classique ne serait pas seulement utile à l'érudition médicale, elle serait encore d'une incontestable utilité, d'abord pour la philosophie, les princes de la médecine ayant été pour la plupart d'illustres philosophes, puis pour l'archéologie de la philologie, pour l'histoire naturelle et même pour l'histoire générale.

Mais, avant tout, il faudrait procéder à la reconstitution des textes d'après la collation des manuscrits disséminés dans les bibliothèques de l'Europe. Déjà, dans deux rapports adressés à M. le Ministre de l'Instruction publique, M. Daremberg a fait connaître les ressources que fourniront plusieurs bibliothèques d'Allemagne, d'Angleterre et de Belgique.

A l'étude des textes, il faudrait joindre celle des traductions latines manuscrites les plus importantes. Ces vieilles traductions sont fort nombreuses; il serait utile d'en donner d'abord l'énumération exacte.

Ce travail, tel qu'il vient d'être exposé, ne saurait être, il est vrai, l'œuvre d'un seul homme; mais, d'une part, la connaissance que M. Daremberg a des langues grecque et latine, l'érudition médicale dont il a déjà donné des preuves à l'Académie, les trésors qu'il a recueillis dans les bibliothèques de l'Allemagne et de l'Angleterre, prouvent qu'il pourra se montrer à la hauteur de cette mission; d'autre part, si nous sommes bien informés, il peut compter sur la collaboration d'un assez grand nombre de savants médecins.

Nommer ces collaborateurs, c'est dire tout ce que ce travail pourra présenter de neuf et de remarquable. En France, MM. Littré, Malgaigne, Bell, Gillette, Falret fils, etc.; à l'étranger, MM. Greenhill, d'Oxford; Adams, de Banchory; Ermerins, de Groningue; Bussemacker, d'Amsterdam; Rosenbaum, de Halle; Pinoff, de Breslau; Marx, de Gœttingue, etc.

La collection que se propose de faire M. Daremberg comprendrait les médecins grecs depuis Hippocrate jusqu'à Actuarius, et trois médecins latins, Celse, Cælius Aurelianus et Scribonius Largus.

M. Daremberg joindrait volontiers aux médecins latins les écrits de l'école de Salerne, cette mère des universités médicales modernes; mais si nous avions ici un conseil à lui donner, ce serait plutôt de restreindre que d'étendre ses vues. Sa Bibliothèque des médecins grecs demande à elle seule des travaux immenses. Voyons, en effet, les principaux auteurs qui s'y trouveront compris : *ab Jove principium*, Hippocrate est en tête, bien entendu; le travail de Foës, les recherches de Dietz, le travail de M. Littré, permettraient d'en donner une excellente édition gréco-latine.

Érotien est auteur d'un glossaire des mots obscurs de la collection hippocratique. M. Littré en donnerait une nouvelle édition. Ælius Promotius et Crateuas sont encore inédits.

Nicandre et Dioscoride se sont occupés, on le sait, l'un de la toxicologie, l'autre de la matière médicale; Dioscoride a déjà été publié plusieurs fois, mais on aurait des ressources nouvelles pour la constitution du texte dans les anciens manuscrits de Paris, de Vienne et du mont Athos. Quant à Rufus d'Éphèse, M. Daremberg se propose de publier les deux traités qui en restent, l'un *sur les Maladies de la Vessie*, l'autre *sur les Noms qu'ont reçus les différentes parties du Corps*. Soranus, Moschion et Métrodore ont écrit sur les maladies des femmes. M. Bell s'occuperait d'en donner une édition.

Arétée viendrait immédiatement après. M. Falret

fils se propose d'en publier une édition; ajoutons que M. Ermerins a collationné ou fait collationner un grand nombre de manuscrits de la France et de l'Italie. Son texte servira de base au travail de M. Falret.

Galien occuperait, comme on le pense bien, une place immense dans cette Bibliothèque, puisqu'à lui seul il pourrait en former une. Le rapporteur de votre commission avait entrepris en d'autres temps des études sur ce grand génie. On a dit avec raison que c'est l'Aristote de la médecine; il l'est en effet, non-seulement par l'universalité et le genre de ses connaissances, mais encore par le joug qu'il a fait peser pendant tant de siècles sur les générations médicales. Ses écrits forment une véritable encyclopédie; et cependant, chose étrange! de nos jours on a à peu près abandonné Galien pour étudier et traduire de préférence Hippocrate. Il y a plus, lorsqu'on a voulu s'occuper de Galien, c'est par ses mauvais côtés qu'on l'a fait connaître. Il est rempli de notions positives; son traité *de Locis affectis* est une véritable anatomie pathologique, et c'est là ce qu'on a complétement négligé pour s'occuper uniquement de ce qu'on appelle le galénisme, c'est-à-dire de vaines et indigestes théories. Nous éprouvons une véritable satisfaction en voyant que M. Daremberg se prépare à faire cesser cette injustice. Le texte de Galien sera autant que possible reconstitué par la collation de nombreux manuscrits.

M. Daremberg a débuté dans la littérature médicale par une excellente *thèse* sur l'anatomie et la physiologie de Galien; il se chargerait d'éditer une partie de ses traités; MM. Littré, Bussemaker, Greenhill, Rosenbaum, Ermerins, Adams et le rapporteur de votre commission, se joindraient à lui dans ce grand travail; il pourrait aussi compter sur le concours de MM. Ravaisson et Martin de Rennes, pour les traités purement philosophiques de Galien.

Les *Collectanea medicinalia* d'Oribase forment un recueil très-précieux pour l'histoire de la médecine antique; le texte grec en a été copié et collationné sur divers manuscrits de la Bibliothèque royale par M. Bussemaker, et il se chargerait d'en publier une nouvelle édition.

Les *Tetrabiblons* d'Aëtius n'ont été publiés en grec qu'en partie. On en possède d'excellents manuscrits; M. Littré se propose de les copier et de les collationner pour publier un texte critique de cet auteur.

Paul d'Égine, abréviateur d'Oribase; Alexandre de Tralles, auteur original; et Actuarius, termineraient la série des médecins grecs.

Les médecins latins sont beaucoup moins nombreux. Nous trouvons d'abord Celse, dont M. Des Étangs a publié une excellente traduction française; il donnerait ses soins à une nouvelle édition, en y ajoutant des notes et des commentaires qui en augmenteraient la valeur.

Viendraient ensuite Scribonius Largus et Cælius Aurélianus dont M. Daremberg s'occupe depuis longtemps.

Tels sont les auteurs que M. Daremberg se propose de faire entrer dans sa bibliothèque. Il avait d'abord formé le dessein d'en donner une traduction *française* complète; mais ces ouvrages étant destinés aux savants de tous les pays, il a dû préférer le latin, qui est encore aujourd'hui la langue universelle, ou du moins celle qui est à l'usage de tous les savants.

Une telle bibliothèque nous paraît devoir être encouragée par l'administration. La commission de l'Institut a été d'avis de recommander à M. le Ministre de l'Instruction publique le projet de M. Daremberg; tel est aussi le vœu que forme votre commission et qu'elle a l'honneur de soumettre à votre approbation.

— M. Malgaigne : J'appuie de tout mon pouvoir les conclusions que vous venez d'entendre. Il y a dans les études médicales en France, telles qu'elles sont constituées de nos jours, une lacune qui a été reconnue et signalée par tous les bons esprits; les grandes traditions de la médecine sont, je ne veux pas dire perdues, mais tout au moins interrompues; c'est tout au plus si dans les chaires de nos facultés, en entretenant les élèves de la science du jour, on remonte à celle de la veille; quant à l'histoire, quant à la philosophie médicale à qui l'histoire prête une si large base, elles ont été complétement oubliées dans l'enseignement officiel; et, s'il faut le dire, dans la distribution des nombreuses sections de cette Académie, je regrette de trouver la même lacune que dans nos facultés.

Cependant on ne saurait alléguer que l'esprit de notre époque est contraire à ces graves études; les élèves s'y jettent avec une ardeur qui ne demande qu'à être dirigée; déjà même ils vont demander aux bibliothèques ce qu'ils ne trouvent pas aux cours de leurs maîtres; mais là encore ils rencontrent des obstacles auxquels on pourrait à peine s'attendre. La bibliothèque de la Faculté de Médecine de Paris, la plus riche assurément de toutes nos bibliothèques médicales, est d'une pauvreté désespérante pour ces trois grandes périodes : de la médecine grecque, de la médecine arabe et de la médecine du moyen âge. Et ce qui est plus fâcheux encore, c'est qu'on espérerait en vain trouver de plus amples ressources dans nos grandes bibliothèques publiques; en les réunissant toutes ensemble, on n'arriverait pas encore à former une collection médicale complète. On voit donc, à ce premier point de vue, combien serait utile et précieuse la collection dont M. Daremberg a conçu le projet, puisqu'elle mettrait immédiatement entre les mains des hommes studieux, dans chacune de nos grandes bibliothèques, des ressources que toutes ensemble ne suffisent pas à nous procurer. Or ce n'est là que le moindre de ses avantages. Lorsque l'on veut rechercher dans les écrivains de l'antiquité la succession des idées médicales, on est arrêté presque à chaque pas par l'infidélité des versions, par la mauvaise constitution des textes, ou enfin par l'absence des textes mêmes. Galien n'est complet ni en grec ni en latin; le texte grec d'Aëtius n'a jamais été complétement publié; pour plusieurs autres auteurs la plupart des éditions anciennes offrent des lacunes qui n'ont été comblées que par des découvertes toutes récentes. Il y a donc là un immense service à rendre, non-seulement à la médecine française, mais à l'Europe, mais à la république médicale tout entière. Il faut se réjouir que notre pays produise des hommes capables de concevoir un tel projet, capables surtout de le mettre à exécution; il faut les soutenir et les encourager. Je regretterais amèrement, pour mon compte, qu'une autre nation vînt enlever à la France la gloire d'élever un si beau monument à la littérature médicale antique, source commune et féconde où toutes les nations ont puisé, où elles auront éternellement à puiser.

M. Daremberg m'a fait l'honneur de me citer parmi les hommes distingués dont il peut espérer la collaboration; je déclare que je m'estimerai heureux de lui prêter tout mon concours. Et peut-être y a-t-il deux questions sur lesquelles l'Académie avertie pourrait lui prêter un utile appui près du gouvernement. M. Daremberg se propose de faire fouiller la bibliothèque de l'Escurial par des orientalistes compétents, pour y reprendre les livres de Galien, dont le texte est perdu, mais qui se sont conservés dans des versions arabes. Il est bon que l'on sache que les principales richesses littéraires de l'Escurial ne furent point tirées de l'Espagne même; en 1611 les Espagnols capturèrent des navires marocains chargés, entre autres choses, de plus de trois mille volumes manuscrits appartenant à l'empereur. Il ne faut pas oublier que quand les Maures quittèrent l'Espagne, le Maroc en reçut le plus grand nombre, et qu'ils y portèrent leurs livres arabes, dont l'Espagne alors ne se souciait pas. Des trois mille manuscrits pris à l'empereur, l'incendie de 1671 en a dévoré près de moitié; et cependant le reste contient encore des reliques de l'antiquité médicale qu'on n'a retrouvées jusqu'à présent dans aucune bibliothèque. Aujourd'hui que des relations amicales sont établies entre la France et le Maroc, ne pourrait-on rechercher à Fez ou à Méquinez, avec l'assentiment de l'empereur, si quelques manuscrits importants n'ont pas échappé à l'injure des siècles? Avant l'Espagne, la médecine arabe avait surtout fleuri en Perse; et l'on pourrait également, par l'intermédiaire de notre ambassade, se livrer à la recherche des manuscrits dans ce royaume, et demander aux bibliothèques d'Ispahan et de Téhéran ce qu'on ne trouverait pas dans celles du Maroc. Une telle entreprise ne saurait se passer du concours du gouvernement; mais je suis convaincu qu'avec la recommandation de l'Académie, elle séduirait l'esprit élevé et généreux du Ministre actuel de l'Instruction publique.

M. Daremberg se propose aussi d'illustrer sa collection en reproduisant les figures fournies par les manuscrits. Peut-être un complément indispensable serait la reproduction exacte de tous les instruments de chirurgie trouvés dans les fouilles d'Herculanum et de Pompéi, en vérifiant leur mécanisme par la description des auteurs, et de même en éclairant la description des auteurs par l'examen des instruments mêmes. Je sais que l'on a tenté en Italie quelque chose de semblable; mais ce que j'en ai vu m'a paru singulièrement incomplet, et ne m'a guère laissé que le désir d'un inventaire plus sérieux.

En me résumant donc, j'appuie sans aucune réserve les conclusions du rapport; et j'émettrai même un autre vœu, c'est que l'Académie, pour montrer toute l'importance qu'elle attache à cette entreprise, s'inscrive pour deux exemplaires, au profit de sa bibliothèque, en tête de la liste des souscripteurs.

L'Académie adopte les conclusions de ce *Rapport*.

BIBLIOTHECA
MEDICORUM
CLASSICORUM
GRÆCORUM ATQUE LATINORUM

QUAM

CŒTU VIRORUM DOCTISSIMORUM OPEM PRÆSTANTE

EDI CURAVIT

C. DAREMBERG D. M.

PARISIIS

SUMPTIBUS VICTORIS MASSON

PENES STUDIORUM PUBLICORUM MINISTERIUM SOCIETATUM ERUDITARUM BIBLIOPOLÆ

FORO DICTO DE L'ÉCOLE DE MÉDECINE

M DCCC XLVII

ΟΡΕΙΒΑΣΙΟΥ

ΤΑ ΣΩΖΟΜΕΝΑ

ORIBASII QUÆ SUPERSUNT

TEXTUM MAGNA EX PARTE INEDITUM, NUNC PRIMUM INTEGRUM IN LUCEM PROTULIT
VARIA LECTIONE ATQUE ADNOTATIONE INSTRUXIT
VERSIONEM RECOGNOVIT

U. CATS BUSSEMAKER D. M.

VOLUMEN PRIMUM

CONTINENS

ΙΑΤΡΙΚΩΝ ΣΥΝΑΓΩΓΩΝ ΒΙΒ. Α'-Ζ'
COLLECTANEORUM MEDICORUM LIB. I-VII

PARISIIS

SUMPTIBUS VICTORIS MASSON

PENES STUDIORUM PUBLICORUM MINISTERIUM SOCIETATUM ERUDITARUM BIBLIOPOLÆ

FORO DICTO DE L'ÉCOLE DE MÉDECINE

M DCCC XLVII

SIGLA CODICUM ET EDITIONUM

IN HOC SPECIMINE ADHIBITORUM.

A. — Cod. regius 2189.

B. — Cod. regius 2190.

C. — Cod. Cantabrigiensis, ex apographo Londini asservato.

N. — Cod. Neapolitanus.

Gal. — Galenus editus ex edit. Kuehniana citatus.

G. ms. — Galeni cod. manu scriptus reg. 1883.

Ras. — Oribasii versio latina, interprete Rasario.

Junt. — Galeni versio latina apud Juntas, ed. VIIª.

Mai. vel M. — Oribasii libri nuper ab illustrissimo A. Mai reperti (*Classici auctores e Vatic. codd. edit.*, t. IV, Romæ, 1831).

Numeri in margine notati designant, alter Rasarii vers. lat. Orib.; Basil. 1557 (Ras. B.), alter eandem vers. ex *Artis med. Principibus*, apud Stephanum (Ras. St.).

DE ALIMENTIS.

Περὶ ἄρτων πυρίνων, η'.

Quisnam panis optimus.

Ἄριστος ἄρτος εἰς ὑγείαν ἐστὶν ἀνθρώπῳ μήτε νέῳ μήτε γυμναζομένῳ ὁ πλεῖστον μὲν ζύμης ἔχων, πλεῖστον δ' ἁλῶν, ἐπὶ πλεῖον δὲ τετριμμένος καὶ κατειργασμένος, ὠπτημένος δ' ἐν κλιβάνῳ συμμέτρως θερμῷ. Κρίσις μὲν τοῦ πλείστου κατὰ τὴν ζύμην καὶ τοὺς ἅλας ἡ γεῦσις ἔστω σοι· τὸ γὰρ ἤδη λυποῦν ἐν τῇ τούτων πλείονι μίξει μοχθηρόν. Ὅσοι δὲ τὸν πλυτὸν ἄρτον ἐπενόησαν σκευάζειν ἀτροφώτερον μὲν εὗρον ἔδεσμα, πεφευγὸς δ' ὡς οἷόν τε μάλιστα τὴν ἐκ τῆς ἐμφράξεως βλάβην· ἥκιστα γὰρ ὁ ἄρτος οὗτος ἔχει τὸ παχὺ καὶ γλίσχρον, ἀερωδέστερος ἀντὶ γεωδεστέρου γεγονώς· ὁρᾶται δ' ἡ κουφότης αὐτοῦ διά τε τοῦ σταθμοῦ κἀκ τοῦ μὴ δύεσθαι καθ' ὕδατος,

De pane loto.

Gal., Al. fac., I, IV, t. VI, 494.

VIII. De panibus triticeis.

[Ras. B., II, 17-18.] [Ras. St., 209]

Saluberrimus panis homini neque juveni neque exercitato est qui
18 plurimum fermenti | plurimumque salis habet assatusque est plurimum ac elaboratus et in clibano moderate calido assatus. Dijudicatio autem [quod dixi] plurimi fermenti atque salis sit tibi gustus : quod enim in copiosiore horum mixtura jam molestum est, id malum est. Qui autem panis loti excogitarunt parationem paucioris quidem alimenti cibum invenerunt, carentem tamen, quantum fieri potest, noxa ab obstructione orta. Hic enim panis succum crassum et viscosum minime habet, utpote qui ex magis terrestri magis sit factus aërius. Ejus autem levitas quum e pondere, tum vero ex eo quod in aqua non mergitur, sed instar suberis supernatat, apparet.

L. 1. Μήτε νέῳ Gal.; Γενναίῳ A B C N; *juveni* Ras. — 2. Ὁ πλεῖστον μὲν ζύμης C Gal.; πλείστης μὲν ζύμης om. ὁ A; eodem modo B N sed insuper etiam omittunt μέν. — 2. Πλεῖστον δ' ἁλῶν C Gal.; πλείστων δ' ἁ. A B N. — 3. Ἐπὶ πλεῖον δὲ τετριμμένος καί A B C N; ἐπὶ πλεῖστον δ' ὑπὸ τοῦ τεχνίτου πρὶν πλάσασθαι καὶ ὀπτᾶσθαι Gal. — 4. Δ' ἐν A B C N; τ' ἐν Gal. — 4. Κλιβάνῳ Gal.; κριβ. A B C N et sic semper. — 4. Κρίσις μὲν τοῦ πλείστου Gal.; κρίσις δὲ τοῦ πλείστου C; κρ. δὲ τούτου πλείστου A; κρ. δὲ τούτου πλείστη B N cum superscripto πλείστου N. — 10. Ἀερωδέστερο; A B C N; ὡς ἀερωδέστερος Gal. — 11. Κουφότης αὐτοῦ A B C Gal.; κουφ. δ' αὐτοῦ N.

DE ALIMENTIS. Panis coquendi rationes.

ἀλλ' ἐποχεῖσθαι τρόπον φελλοῦ. Κάλλιστοι δὴ τῶν ἄρτων εἰσὶν οἱ κλιβανῖται, ἑξῆς δ' οἱ ἰπνῖται, τὴν αὐτὴν ἐσχηκότες δηλονότι παρασκευήν, ἐπεὶ δ' οὐχ ὁμοίως ὀπτῶνται διὰ βάθους τοῖς κλιβανίταις, διὰ ταῦτα ἀπολείπονται αὐτῶν. Οἱ δ' ἐπὶ τῆς ἐσχάρας ὀπτηθέντες ἢ κατὰ θερμὴν τέφραν μοχθηροὶ πάντες εἰσίν, ἀνωμάλως διακείμενοι· τὰ μὲν γὰρ ἐκτὸς αὐτῶν ὑπερώπτηται, τὰ δὲ διὰ βάθους ἐστὶν ὠμά. Μετὰ δὲ τοὺς πυρίνους ἄρτους οἱ ἀπὸ τῆς ὀλύρης εἰσὶ κάλλιστοι, ὅταν γ' εὐγενεῖς ὦσιν αἱ ὀλύραι, δεύτεροι δ' αὐτῶν εἰσιν οἱ τίφινοι.

Al. fac., I, II, t. VI, 489

Ibid., I, III, t. VI, 516.

Περὶ κολοκύνθης, λε'.

Cucurbitæ proprietates.

Ἑψηθεῖσα καλῶς ἡ κολοκύνθη σαφῆ ποιότητα χυμῶν οὐδεμίαν ἔχει καὶ εἰκότως πολλοὺς ἐπιδέχεται τρόπους

Ibid., II, III, t. VI, 561-564.

[Ras. B., II, 18.] [Ras. St., 209.]

Panes sane pulcerrimi sunt clibano cocti, dein furnacei, nempe eodem modo parati; quum enim interius non assantur æque ac clibano cocti, ideo iis inferiores sunt. Qui vero super craticulam aut in calido cinere assati sunt noxii omnes sunt, quia inæqualis dispositio in iis est, siquidem externa pars eorum præter modum assata est, intima vero cruda. Post triticeos panes qui ex olyra conficiuntur pulcerrimi, si certe generosa fuerit olyra; secundi ab iis sunt qui fiunt e tiphe.

xxxv. De cucurbita.

[Ras. B., II, 26-27.] [Ras. St., 212-213.]

Cucurbita (*cucurbita pepo* Lin.) probe cocta nullam evidentem 212
saporis qualitatem habet, atque merito multas admittit parandi ra-

L. 1. Τρόπον A B C N; τρόπῳ Gal. — 1. Κάλλιστοι δή A C Gal.; κάλλ. δέ B N — 3. Ἐπεὶ δέ Gal.; ἐπεὶ γὰρ A B C N. — 4. Διὰ βάθους A B C N; τὰ διὰ βάθους Gal. — 4. Διὰ ταῦτα Gal.; διὰ τοῦτο A B N Gal. — 4. Ἀπολείπονται αὐτῶν A B C N; αὐτῶν ἀπολείπονται Gal. — 5. Οἱ δ' ἐπὶ τῆς ἐσχάρας C N Gal.; οἱ δ' ἐπὶ τῇ ἐσχάρας A; ὡς δ' ἐπὶ τῆς ἐσχάρας B. — 6. Πάντες A B C N; *omnes* Ras.; πάντως Gal. — 7. Ὑπερώπτηται B C N; ὑπερόπτηται A; ὑπεροπτᾶται Gal. — 8. Ὠμά C N Gal.; ὠμαλά A. — 9. Γ' εὐγενεῖς Gal.; om. γε A B C N. — 10. Ὦσιν A B C Gal.; εἰσίν N. — Tit. κολοκύνθης B Gal.; κολοκύντης A C atque sic semper. — *Vid. adn.* — 11. Ἑψηθεῖσα Gal., C marg.; ἑψηθοῦσα C text.; ἑψηθεῖσα καλῶς A B; *probe cocta* Ras.

DE ALIMENTIS.

σκευασίας, ὡς ἂν ἐν τῷ μέσῳ καθεστῶσα πασῶν τῶν ὑπερβολῶν· αὕτη μὲν οὖν ὅσον ἐφ' ἑαυτῇ τροφὴν τῷ σώματι δίδωσιν ὑγρὰν καὶ ψυχρὰν καὶ διὰ τοῦτο καὶ βραχεῖαν, ῥᾳδίως δ' ὑπέρχεται κατὰ γαστέρα τῷ τῆς οὐσίας ὀλισθηρῷ, πέττεται δ' οὐ κακῶς, ὅταν γε μὴ φθάσῃ διαφθαρῆναι. Ἡ δ' ὀπτηθεῖσα καὶ ταγηνισθεῖσα τῆς μὲν ἰδίας ὑγρότητος ἀποτίθεται πάμπολυ, τὸ δ' ὑπόλοιπον αὐτῆς οὐδεμίαν ἰσχυρὰν ἐπικτᾶται δύναμιν, ὥσπερ οὐδ' ὅταν ἁπλῷ ζωμῷ σκευασθῇ· χαίρει δ' εἰκότως ὀριγάνῳ διὰ τὴν ὑδατώδη ποιότητα. Ἔνιοι δὲ κενοῦντες αὐτῆς τὸ σπέρμα κἄπειτα τὴν οἷον σάρκα ξηραίνοντες ἀποτίθενται μὲν εἰς τὸν χειμῶνα, χρῶνται δὲ πάντων μᾶλλον ἢ ὡς κολοκύνθαις αὐταῖς· ἄχυλοί τε γὰρ γίνονται καὶ ξηραὶ καττύμασι παραπλήσιαι.

Modus parandi.

Al. fac., II, 11, t. VI, 559.

[Ras. B., II, 26-27.] [Ras. St., 213.]

tiones, quippe quæ in medio extremorum omnium sit constituta;
27 hæcce igitur per se | humidum frigidumque et propterea etiam exiguum corpori dat alimentum; facile autem per ventrem subit substantiæ suæ lubricitate, concoquitur vero non male, nisi antea fuerit corrupta. Assata autem aut in sartagine frixa plurimum quidem
213 humiditatis propriæ deponit, sed quod reliquum est | nullam insignem facultatem nanciscitur, veluti nec quum simplici jure fuerit parata; merito autem propter aquosam qualitatem origano gaudet. Nonnulli autem, ejus semine abjecto, partem quæ est velut caro siccatam in hyemem reponunt, iisque utuntur tanquam quavis alia re potius ac tanquam cucurbitis; succo enim privantur, et siccæ fiunt veteribus calceamentis similes.

L. 1. Καθεστῶσα B C Gal.; καθεστῶτα A. — 2. Αὕτη μὲν οὖν B Gal.; om. οὖν A C. — 3. Καὶ διὰ τοῦτο B Gal.; om. καί A C. — 6. Ὀπτηθεῖσα Gal.; *assata* Ras.; ἑψηθεῖσα A B C. — 6. Ἰδίας A C; οἰκείας B Gal. — 7. Αὐτῆς B C Gal.; αὐτοῖς A. — 8. Ἁπλῷ ζωμῷ A B C; ἐν ἁπλῷ ζ. Gal. — 9. Ὀριγάνῳ C Gal.; ὀργάνῳ A; ὀργάγῳ B. — 10. Ἔνιοι δὲ κενοῦντες. *Vid. adn.* — 11. Ξηραίνοντες B Gal.; ξηραίναντες C; ξηράναντες A. — 12. τὸν χειμῶνα A C Gal.; τὴν χειμῶνα B. — 12. Πάντων G. ms.; πάντα A B; πάντως C; πάντες Gal.; *omnes* Vett. verss. in ora Junt. VII^a. — *Vid. adn.*

GENITALIUM MORBI.

'Ἐκ τῶν Ἡλιοδώρου περὶ συσσαρκωθείσης οὐρήθρας, η'.

[Mai, 187.]

Morbi descriptio.

Σαρκοῦται ἡ οὐρήθρα, ἑλκώσεως προηγησαμένης· σαρκοῦται δ' οὐχ ὅλη ἀλλὰ κατά τι μέρος, ἢ ἀπὸ μέρους στενοχωρουμένου τοῦ πόρου, ἢ ὅλου τῇ σαρκὶ πληρουμένου· ὅταν οὖν ἀπὸ μέρους γένηται συσσάρκωσις, δυςουρεῖ ἢ στραγγουρεῖ ὁ πάσχων, ὅλου δὲ τοῦ πόρου πληρωθέντος κατὰ τὸ τῆς εὐρυχωρίας διάστημα, ἰσχουρία γίνεται. (Curatio) Δεῖ οὖν σκόλοπι τῷ στενῷ τὴν σάρκα ἐκτέμνειν· ὁ δὲ τρόπος τῆς ἐγχειρήσεως ἐστὶ τοιοῦτος· τοῦ πάσχοντος ὑπτίου ἐσχηματισμένου, καὶ τοῦ καυλοῦ ἀπευθυσμένου, τοῖς δακτύλοις τῆς ἀριστερᾶς χειρὸς παραπιέζεται τὰ ὑπὸ τὴν σάρκα τῆς οὐρήθρας μέρη, ἵνα συμπέσῃ, καὶ μήποτε ἐν τῇ ἐκτομῇ αἷμα εἰς τὸ βάθος κατενεχθῇ· (excisione peracta,) γενομένου δὲ τούτου, τῇ δεξιᾷ χειρὶ διακρατουμένης τῆς τοῦ σκόλοπος λαβῆς, ἡ ἀκμὴ καθίεται εἰς τὴν οὐρήθραν καὶ διωθεῖται κατὰ τὴν βάσιν τῆς ἐκπεφυκυίας σαρκώσεως, ἕως οὗ κενεμβατήσει· μετὰ δὲ τὴν

VIII. Ex Heliodori libris de urinæ itinere quod carne coaluit.

Carne concrescit urinæ iter prægressa ulceratione; carne coalescit non tota [longitudine], verum aliqua ejus parte, meatu vel ex parte angusto facto vel universo carne repleto; ubi igitur ex parte carne coaluit, difficulter vel guttatim mingit ægrotus; universo vero meatu repleto quo usque patet ejus latitudo, urina retinetur. Oportet igitur cultello aculeato angusto carnem excidere; ratio autem operandi est talis : ægroto supino collocato et pene directo, digitis manus sinistræ apprimuntur itineris partes carni suppositæ, ut concidat, ac ne quando, dum excidimus, sanguis ad fundum deferatur; hoc autem facto, retento manu dextra cultelli manubrio, apex demittitur in urinæ iter, et protruditur in fundo carnis excrescentis [nempe *ubi parieti caro adhæret*], donec ad vacuum per-

Sch. tit. Ἀπὸ τοῦ τετάρτου τῶν χειρουργουμένων κεφαλαίου τοῦ ὁμοίου.

Tit. Συσσαρκωθείσης οὐρ. *Vid. adn.* — L. 1. Ἑλκώσεως προηγ. *Vid. adn.* — 7. Σκόλοπι *Vid. adn.* — 16. Ἕως οὗ κενεμβατήσεται· ex em.; οὗ κενεμβ. M.

GENITALIUM MORBI.

κενεμβάτησιν περίαγε κατὰ κύκλον· τῆς σαρκὸς περιτμηθείσης, καὶ τῆς τοῦ σκόλοπος ἀκμῆς ἀνεκκοπῶς περιε-
188 νεχθείσης, τοῖς δακ|τύλοις περιπιέζεται ἡ οὐρήθρα, ἵνα συμπεσούσης, προςπέσῃ ἡ σάρξ· ὅταν δὲ προκύψῃ καὶ μὴ ἐκπέσῃ, μυδίῳ ἐξελκύσθω· καὶ τῆς σαρκὸς κομισθείσης, φυλάξαι δεῖ τὸν οὐρητικὸν πόρον ἐν οὐρητῆρι· μάλιστα δ' ἀνευρύνεται, ταῖς πρώταις ἡμέραις ἰπωτηρίου ἐντεθέντος τοῦ ἀπὸ τῆς ἐσκελετευμένης παπύρου· ἐχέτω δ' ἐν ἑαυτῷ τὸ ἰπωτήριον σωληνάριον χαλκοῦν ἢ κασσιτέρινον, ἢ ἀντὶ τοῦ σωληναρίου καλαμίδα πτεροῦ ὀρνιθείου.

dilatatione.

Quomodo instruantur instrumenta pressoria (*cercolæ*).

Ἡ δὲ προπαρασκευὴ τοῦ ἰπωτηρίου γίνεται τρόπῳ τοιούτῳ· βρέχεται ἡ πάπυρος ἐπὶ δύο ἢ τρεῖς ἡμέρας· ὅταν δ' ἐμφυσηθῇ, ἐντίθεται εἰς αὐτὴν τὸ σωληνάριον, καὶ τότε περισφίγγεται· ἐὰν δὲ πτεροῦ καλαμὶς ᾖ ἡ ἐντιθεμένη, πρὸ τῆς περισφίγξεως εἰς αὐτὴν ἐντιθέσθω μηλωτρίδος ἔλασμα· καὶ τότε σφιγγέσθω, ἵνα μὴ τῇ εἰκαίᾳ σφίγξει συμπέσῃ· ἐᾶται δὲ ξηρανθῆναι τὸ ἰπωτήριον ἕως οὗ

veniat locum; postquam autem huc pervenit, circumduc in orbem; carneque circumcisa et cultelli apice ita circumducto, ut nihil amplius excidat, digitis in orbem premitur urinæ iter, ut concidat caroque prolabatur; quum autem propenderit neque exciderit forcipe extrahatur, et carne educta, tueri oportet meatum in urinæ itinere; maxime autem primis diebus dilatatur imposito instrumento pressorio e papyro siccato; contineat autem tubulum æneum vel stanneum instrumentum pressorium, vel loco tubuli parvum calamum pennæ gallinaceæ.

Prægrediens autem instrumenti pressorii paratio fit hoc modo: madefit papyrus per duos vel tres dies; quum inflatus fuerit, inditur ei tubulus et tunc circum hunc stringitur; si vero pennæ calamus indatur, antequam stringatur, huic auriscalpii immittatur lamina, et tunc stringatur, ne vel levi pressura [calamus] concidat; sinitur

L. 2. Ἀνεκκοπῶς; *Vid. ind.* — 5. Μυδίῳ *Vid. adn.* — 6. Οὐρητῆρι ex emend.; οὐρήτητι M. — *Vid. adn.* — 7. Ἰπωτηρίου ex emend.; ἰποτήρ. M et sic semp. — *Vid. adn.* — 8. Ἐντεθέντος ex emend.; ἐντιθ. M. — 8. Ἐσκελετευμένης ex emend.; κελετ. M. — 9. Κασσιτέρινον ex emend.; κασσιτήρ. M. — 14. Καλαμὶς ex emend.; καλάμης M.

GENITALIUM MORBI.

μάλιστα σκελετευθῇ, καὶ πρὸς τὴν χρείαν τότε ἡ πάπυρος περιγλύφεται ἀναλόγως τῇ οὐρήθρᾳ· εἶτα εἰς τὸν οὐρητικὸν πόρον ἐντίθεται· ἔξωθεν δὲ τῷ καυλῷ περιτίθεται σπογγίον ψυχρῷ ὕδατι βεβρεγμένον. Ἐπίδεσις δὲ δοκιμάζεται ἡ οἰκεία, καὶ πάλιν τὸ μόριον ἀναλαμβάνεται τῷ τετρασκελεῖ ἀναδεσμῷ· καὶ οὕτως ἐᾶται ὁ πάσχων ἕως τρίτης· νοτίζομαι δὲ διὰ τοῦ σωληναρίου· τῇ τρίτῃ λύεται, καταντλεῖται, ἐνστάζεται εἰς τὴν οὐρήθραν μὲν διὰ τὴν τοῦ ἕλκους ἀνακάθαρσιν, καὶ πάλιν, ἐὰν ἐπείγῃ, ἄλλο ἰπωτήρον ἐντίθεται, ἵνα προςανευρυνθῇ ὁ πόρος· ἔξωθεν δὲ περιτίθεται τῷ καυλῷ δυνάμεως ἀφλεγμάντου σπληνίον· ἐπίδεσίς τε καὶ ἀνάληψις ἡ συνήθης γίνεται· ἀπὸ δὲ τῆς τετάρτης ἀντὶ τοῦ ἰπωτηρίου σωληνάριον ἐντίθεται εἰς τὴν οὐρήθραν κασσιτέρινον ἢ μολίβδουν, ἀσπιδίσκην ἔχον προκειμένην, ἵνα τῷ σωληναρίῳ διαστελλομένη ἡ οὐρήθρα κατουλωθῇ· τὰ δὲ λοιπὰ τῆς ἐπιμελείας τὰ αὐτὰ παραλαμβανέσθω.

Deligatio et cura secundaria.

autem siccari instrumentum pressorium donec quam maxime arefiat et ad usum tunc papyrus circumfiguratur ad figuram itineris urinæ, dein meatui urinæ immittitur; extus autem peni circumdatur spongia aqua frigida madens. Ligatio autem eligitur loco conveniens, atque rursus membrum relevatur fascia quatuor cruribus instructa, et sic sinitur ægrotus ad tertium usque diem; humecto autem trans tubulum; tertio die solvitur, perfunditur, in iter quidem urinæ instillatur ad ulcus purgandum, atque rursus, ubi necesse est, aliud instrumentum pressorium immittitur ut ulterius dilatetur meatus; extus autem peni circumdatur emplastrum vi sua inflammationem prohibens; solita autem ratione ligatur et relevatur; a quarto autem inde die loco tubuli instrumenti pressorii urinæ itineri immittitur stanneus vel plumbeus præfixam habens parmulam, uti, dum tubulo dilatatur iter, cicatrix inducatur; per reliquam autem curam eadem adhibeantur.

L. 5. Τετρασκελεῖ ἀναδεσμῷ. *Vid. adn.* — 8. Ἐνστάζεται ex emend.; ἐντάζεται M. — 10. Προσανευρυνθῇ ex emend.; προανευρυνθῇ. M. — 11. Ἀφλεγμάντου σπληνίον. *Vid. adn.* — 13. Σωληνάριον ex emend.; σωληναρίου M. — 15. Ἡ οὐρήθρα ex emend.; ὁ οὐρήθρα. M.

ADNOTATIO AD ORIBASIUM.

LIBER I

CAP. XXXV.

P. 58, tit. Κολοκύνθης] Quia scriptura κολοκύντη Atticis erat propria (vide *Phrynich.*, p. 437, ibique Lobeck), arbitratus sum alteram magis convenire Oribasio et imprimis Galeno qui sæpius (ex. gr. *Al. fac.*, II, 11 et 44, t. VI, p. 584 et 633) palam facit, quam alienus esset ab æqualium affectione antiquum atticismum in usum revocare conantium.

59, l. 10. Ἔνιοι δὲ κενοῦντες] E fragmento *Georgicorum* Nicandri ab Athenæo (IX, 14, p. 372) servato docemur cucurbitas condiendas consecari, filis transfigi et in fumo suspendi solitas esse; Nicander tamen hoc alimentum non æque improbare videtur ac Galenus : id enim dicit convenire servis hyeme otiantibus cum fungis, oleribus conditis (σειράς τε πάλαι λαχάνοισι πλακείσας) et brassica crispa adsumtum.

59, 12. Ut apparet e varia lectione textui subjecta, lectionem χρῶνται δὲ πάντων μᾶλλον exsculpsi partim e codd. Orib., partim ex ant. cod. ms. reg. (n° 1883). Galenus enim editus (*de Alim. facult.*) hic nihil habet nisi χρῶνται δ' αὐτοὶ πάντες μᾶλλον ἤ τινι τῶν ἐδωδίμων. Contextus autem noster exhibet lectionem codicum A B C, excepto vocabulo πάντων, quod e Galeno ms. petivi. Galenus ms. totum hunc locum sic legit : χρῶνται δ' αὐτῶν μᾶλλον πάντων ἢ ταῖς κολοκύνθαις αὐτῶν· ἄχυλα γὰρ γίνωνται ταῦτα καὶ ξηρὰ καττύμασι παραπλήσιον μᾶλλον ἤ τινι τῶν ἐδωδίμων καρπῶν, quæ si cum Galeno edito conferantur, facile patebit quæ apud hunc desunt propter ὁμοιοτέλευτον omissa esse. Lectio nostræ non valde dissimilis inveniebatur etiam in codd., qui citantur in marg. ed. Galeni lat. Junt. VII[a] : hi enim dabant : χρῶνται δ' αὐτῷ πάντες μᾶλλον ἢ ὡς κολοκύνθαις αὐταῖς· ἄχυλοι γὰρ γίνονται καὶ ξηραὶ καττύμασι παραπλήσιαι μᾶλλον ἤ τινες τῶν ἐδωδίμων. Consentiunt tandem cum his duæ antiquæ versiones ibidem citatæ, altera auctore ignoto, altera Joachimo Martino; ille enim sic vertit : *Utuntur autem ipso omnes magis quam ut cucurbitis ipsis : aridæ enim fiunt et siccæ et condituris consimiles magis quam aliqui esibilium fructuum;* hic vero : *quo omnes magis quam ipsis cucurbitis utuntur : fiunt enim aridæ, exsuccæ, lignosæ et salgamaris vasculis similes*. Constat utrumque interpretem ignorasse quid fuerit κάττυμα.

LIBER L.

CAP. VIII.

P. 60, tit. Συσσαρκωθείσης οὐρήθρας] Cuivis hoc caput perlegenti patebit, hic pertractari morbum, qui hodie *strictura urethræ* (gallice *rétrécissement organique de l'urètre*) vocatur. Seriorum autem Græcorum medicorum loca de hoc vitio agentia (Aëtius, IV, II, XIX; Paulus Ægin., III, LIX; Actuarius, *Meth. med.*, lib. IV, VIII) jam collegit Hensler (*Geschichte der Lustseuche*, bd. I, p. 270) eumque secutus Simon (*Versuch einer kritischen Geschichte der Behaftungen der Geschlechtstheile*, bd. I, p. 242); his addidit doct. Rosenbaum (*Die Lustseuche im Alterth.*, p. 419) locum Galeni quod ad hunc morbum manifesto referri debet (*Loc. affect.*, I, I, t. VIII, p. 9-12) : hic enim de stillicidii urinæ causis locutus κατὰ πόσους, inquit, δὴ τρόπους ἐγχωρεῖ στεγνωθῆναι τὸν πόρον τοῦ τραχήλου τῆς κύστεως, ὃν ὀνομάζουσιν οὐρήθραν, ἐφεξῆς ἂν εἴη σκέπτεσθαι· ἐμοὶ μὲν δοκοῦσι τρεῖς οἱ πάντες εἶναι, ἤτοι τοῦ σώματος αὐτῆς εἰς ὄγκον τινὰ παρὰ φύσιν ἀρθέντος οὕτω μέγαν, ὡς ὑπ' αὐτοῦ καταληφθῆναι τὸν πόρον, ἤ τινος ἐπιτραφέντος αὐτῷ παρὰ φύσιν ἤτοι σαρκοειδοῦς ἢ πωροειδοῦς σώματος, ἤτοι φράξαντός τινος τὸν πόρον. Paulo infra p. 10 sic pergit : Ἐπιτραφήσεται δὲ τῷ πόρῳ σὰρξ μὲν, ἑλκώσεως τινὸς προηγησαμένης, ἑτέρα δέ τις οὐσία, χρόνῳ πολλῷ κατὰ βραχὺ χυμοῦ παχέος καὶ γλίσχρου γεννήσαντος αὐτήν. Deinceps de hujus vitii signis agens οὕτω δέ. ait (p. 12), εἰ καὶ σάρκα τινὰ δι' ἕλκωσιν ἐπιτραφεῖσαν ἡγούμεθα τὸν τράχηλον τῆς κύστεως ἐμφράττειν, ἔκ τε τῶν προηγουμένων τοῦ ἕλκους σημείων ἔκ τε τοῦ κενωθῆναι τὸ οὖρον ἐπὶ τῷ καθετῆρι συλλογιούμεθα· καί ποτε καὶ γενόμενον οἶδα τοιοῦτό τι πάθημα· διεμβαλλομένου γοῦν τοῦ καθετῆρος, ἤλγησεν κατ' ἐκεῖνο τοῦ πόρου τὸ μέρος, ἔνθα καὶ πρότερον ἐτεκμηράμεθα τὴν ἕλκωσιν εἶναι· θλασθείσης δὲ τῆς σαρκὸς ὑπὸ τοῦ καθετῆρος, ἠκολούθησε μὲν μετὰ τὴν τῶν οὔρων ἔκκρισιν αἵματός γέ τι καὶ θρύμματα τῆς σαρκός. — Cf. etiam *de Sympt. caus.*, III, 8, t. VII, pag. 248 et 249.

— Quod ad curam attinet morbi ab Heliodoro *caruncularum* nomine designati, duæ nobis tractandæ offeruntur quæstiones, quarum altera *cereolas* (ἱπωτήρια, gallice *bougies*) respicit, altera vero excisionem harum caruncularum, qua appellatione hic quasvis itineris urinæ stricturas significare videtur, quum valvulæ, vel freni formam referentes, seu carunculis revera similiores, tum membranæ inspissatæ et induratæ originem debentes. De *cereolis* præter Heliodorum nullus medicus Græcus vel Latinus verba fecit; apud Arabes quoque de his instrumentis altum exstat silentium; antiquissimus auctor, apud quem denuo reperimus indubiam cereolarum mentionem, est Guainerius, sec. XV medicus qui eorum ope dilatare jubet urinæ iter : « Et si urina, inquit, non egreditur, ipso ut supra « situato cum vola manus radicem virge percute. Quod si hoc iterum « non autulerit, foramini virge candelam subtilem ceream vel virgu- « lam stanneam aut argenteam imitte. » (*Com. de calcul. pass.*, cap. XV, f° CXCVI; Lugd., 1525, in-4°). Palam est medicum Papiensem hanc agendi rationem nobis non obtrudere tanquam rem novam a se excogitatam; unde tamen eam petierit, ipso tacente, nos expiscari non potuimus. Hoc tamen Guainerii loco, cujus notitiam debemus cl. Malgaigne (*Introd. aux Œuvres d'Amb. Paré*, t. I, p. LXXXVII) satis refutatur opinio cl. Sprengel (*Gesch. der Arzneik.*, IIIe ausg., bd. III, p. 574), qui *cereolas* non ante sec. XVI innotuisse refert. Vix credimus, apud auctores Heliodoro recentiores et Guainerio antiquiores, quot saltem hodie superstites sunt, ullam inveniri *verarum cereolarum* mentionem; narrat quidem Hensler (*Geschichte der Lustseuche*, p. 227 et 268), citans Rogerium Salernitanum (*Chirurg.*, lib. III, cap. XXXIV et XXXV, Venet., 1546, f° 374 v°), Guidonem de Cauliaco (Tract. II, doct. II, cap. VII, f° 24 v°; Tract. IV, doct. II, cap. VII, f° 49 v°) et Becket (*Philos. transact.*, vol. XXXI), medii ævi chirurgos non ignorasse cereolarum usum; verum attenta mente denuo perlectis Guidonis et Rogerii locis ab Hensler citatis certiores facti sumus, hos auctores solummodo memorare *tentas*, id est lintea convoluta, aliquo medicamento illita, in ostium itineris urinæ indenda, ne ulcere coalescat, qualia adminicula jam Paulus Ægin. (*l. l.*) nomine λεπτοῦ στρεπτοῦ eundem in finem adhibuit. Becket vero (*l. l.*) nimis parca manu publici juris fecit excerpta quædam chirurgi Angli sec. XIV nomine Joa. Arden, atque dein addit, exstare *eximium tractatum* auctoris antiquissimi *de Stricturis itineris urinæ ope Cereolarum medicatarum curandis;* dicere tamen neglexit, an hic antiquissimus auctor idem fuerit ac Arden paulo ante a se citatus. Itaque hæc adeo vaga sunt, ut occasione destituti hunc *eximium tractatum* perlegendi, asseverare non audeamus, præter Heliodorum apud ullum auctorem Guainerio antiquiorem cereolarum fieri mentionem.

Quod de cereolis diximus idem de excisione carunculàrum itineris urinæ valet; nullus auctor Græcus aut Latinus hujus operationis mentionem fecit. Neque apud Arabes, vel medii ævi chirurgos, quos evolvimus, hujus rei occurrit vestigium; primus post Heliodorum videtur de tollendis ope cultri his carunculis cogitasse Ambrosius Paré, eum in finem duo commendans instrumenta, quorum alterum in usum revocavit hisce diebus doct. Leroy d'Étiolles. Hujus autem instrumenti accuratiorem notitiam petere licet ex imaginibus textui Ambr. Paré subjectis (XVI, XXVII), vel ex opere doct. Leroy, *des Angusties et Rétrécissements de l'Urètre*, p. 359, e quibus patebit illud incisuram facere, dum a posteriori parte anteriora versus retrahitur. Alterum instrumentum a latere secabat idque etiam imitatione liberiore expressit Leroy d'Étiolles. Ipse tamen Paré jam confessus est hæc instrumenta potius *comminuere* quam exsecare obstaculum urinæ emittendæ. Videntur igitur quum Heliodorus, tum Paré hac in re eundem sibi proposuisse finem, nempe ut obstaculum plane tollerent; non tamen eodem modo eum attingere conabantur. Hisce quidem diebus nonnulli chirurgi resuscitare tentarunt curam stricturarum itineris urinæ quæ excidendo peragitur; sic doct. Leroy d'Étiolles in usum revocavit alterum instrumentum Ambr. Paré, alterum imitatione expressit. Doct. Amussat et Mercier (*Recherches sur une cause fréq. et peu connue de rétention d'urine*, p. 255) excogitarunt instrumenta, quibus simplici vice admotis, pars saltem obstaculi auferri debebat (*emporte-pièce*); sed nemo, quantum scimus, animum induxit, obstaculum ab anteriori parte posteriora versus perforare ope aciei in longum productæ cultri trianguli atque dein in orbem a parietibus itineris separare carunculas; temeraria certe atque vana videri potest hæc Heliodori agendi ratio, verum haud dubie magis directe respondet fini quem sibi proponunt qui excidendo hunc morbum curare volunt. Monendum tamen hic non judicium ferri de hac operatione in universum : jure enim merito a plerisque hodiernis chirurgis negligitur, licet doct. Perreve (*Traité des Rétrécissements organiques de l'Urètre*, p. 134), qui conatus hunc in finem recentiori tempore factos ignorare videtur, aliquo modo ad eam agendi rationem inclinare videatur; dicit enim : *Si, au lieu de se borner à diviser les parties saillantes, la scarification avait pour objet de leur faire subir une perte de substance, une sorte de dissection anatomique, cette méthode prendrait naturellement place parmi celles qui honorent la chirurgie. La scarification divise l'obstacle sans lui faire éprouver la moindre diminution de volume.*

Quodsi igitur curæ manualis ab Heliodoro institutæ apud hodiernos chirurgos nullum occurrit vestigium, eo magis notandum esse putamus, armamentarium chirurgicum continere instrumentum, quod cultro Heliodori simillimum habemus: id nempe quod ad scarificandas stricturas itineris urinæ invenit doct. Stafford; hoc instrumentum, si modo acies paulo magis attenuata et in longum producta esset, plane σκόλοπι (gallice *pieu*, vide infra) Heliodori responderet; nam, licet in verbis Heliodori ab Oribasio servatis nulla tubuli fiat mentio, cujus ope σκόλοπα in iter urinæ immittebat, illæsis manentibus hujus itineris partibus ante obstaculum sitis, non intelligimus, quomodo sine hujusmodi tubulo operationem suam ad finem perducere potuerit indeque sententiam adoptare cogimur, Heliodorum revera tali adminiculo usum esse.

P. 60, l. 1. Ἑλκώσεως προηγ.] Non mirandum antiquos, quippe anatomiæ pathologicæ imperitos, originem stricturarum itineris urinæ ulceribus tribuisse; materies enim puri simillima, quam durante hoc morbo projicit pars affecta, necessario huic opinioni ansam dare debebat. — *On a signalé comme cause de rétrécissement une ulcération, qui, en se cicatrisant, produisait une diminution dans le calibre du canal;.... sans nier ce mode de formation, nous pensons seulement qu'il n'est pas très-commun; car les ulcérations à l'intérieur de l'urètre sont rares, ou du moins n'ont été que rarement démontrées par l'autopsie*. (*Dict. de Méd.*, vol. XXX, p. 45.)

60, 7. Σκόλοπι τῷ στενῷ] Dolendum est, Heliodorum non descripsisse instrumentum a se σκόλοπα dictum : hoc enim modo quantulamcunque hujus instrumenti notitiam colligere cogimur ex hujus vel aliorum auctorum locis ubi ejusdem instrumenti fit mentio. Ipse autem Heliodorus (supra cap. IV) et Paulus Ægin. (VI, LV) adhibent σκόλοπα, ubi manu curanda est *phimosis* ejusque ope attracto a famulis præputio, tunicam hujus partis mucosam incidunt; item Paulus (VI, LXXIV) adhibet σκολοπομαχαίριον ad caput infantis hydrocephalo affecti sub partu perforandum; uterque porro auctor, ubi de phimosi sermo fit, promiscue adhiberi posse refert σκόλοπα vel φλεβοτόμον, et Paulus de hydrocephalo loquens promiscue commendat πολυπικὸν σπάθιον, κατιάδα et σκολοπομαχαίριον. Quum autem constat ex *Schol. ad lib. XLIV*, cap. VII, § 2, φλεβοτόμον et κατιάδα idem esse instrumentum, satis tuto asseverare possumus, σκόλοπα φλεβοτόμῳ vel κατιάδι fuisse perquam similem. Φλεβοτόμον autem, uti patet e lib. XLIV (*l. l.*), ἐλάσματε, i. e, ni fallamur, parte obtusa et in longum producta instructa erat et adhibebatur, præter venæ sectiones, ubi pars in alto sita incidenda erat, illæsis manentibus quas percurrebat culter, antequam ad locum incidendum perveniret, quæ patent quum e locis de quibus jam locuti sumus, tum e loco citato lib. XLIV, ubi Heliodorus ope κατιάδος aperire jubet abscessum intestini recti et e Pauli VI, LXXIII, qui κατιάδα commendat ad aperiendum abscessum uteri. Ex his omnibus colligimus, σκόλοπα, quemadmodum ipsum instrumenti nomen jam aliquo modo innuere videtur, fuisse instrumentum ab altera parte obtusum, ab altera vero in mucronem acutum desinens et vix a lanceolis nostris differens, nisi eo quod magis in longum productum erat.

P. 61, l. 5. Μυδίῳ] Idem vocabulum legitur apud Paulum Æg. (VI, VIII, LXXVIII, LXXXVII); primo loco μυδίῳ utitur ad detinendam palpebram; secundo loco ad retinendos callos fistulam ani circumdantes antequam recidantur, ibique pro eo adhiberi posse dicit σταφυλάγραν; tertio denique loco ejus ope retinet clavum in planta pedis antequam extirpetur; hinc satis patet, μυδίον forcipis esse quandam speciem, licet etymologia alii interpretationi favere videatur, qua μυδίον latine redderemus *cochlear*, seu *cochlearculum*; derivandum enim esse videtur a μῦς (*mytilus*. — Cf. Steph., *Thes. ling. gr.*, ed. nov., in voc., et Cang. *Glos. med. et inf. gr.*, in voc.); nam apud Galenum quoque (*de Antid.*, I, XVII, t. XIV, p. 104) μύαξ designat cochlear, quo medicamenta contusa e pila eximuntur.

61, 6. Οὐρητῆρι] Sic nonnunquam meatum quoque vocari urinarium jam patet e Rufi monitu (*Appell. part. corp. hum.*, ed. Clinch., p. 31) : Καὶ τὸ κοίλωμα δι' οὗ τὸ σπέρμα καὶ τὸ οὖρον ἀποκρίνεται, οὐρήθρα καὶ πόρος οὐρητικὸς, οὐρητῆρα δ' οὐ χρὴ καλεῖν.

61, 9. Ἰπωτήριον] Sic certo scribendum est hoc vocabulum atque sic etiam exaratur in Galeni loco mox citando *de Med. comp. sec. gen.*; derivatur enim ab ἰπόω *premo*; in nostro tamen semper legitur ἱποτήριον. Ceterum supra (lib. XLIV, cap. XIV, § 16) ejusdem nominis instrumentum adhibetur ad dilatandam fistulam ani ibique legitur ἱπποτήριον. Præterea nonnunquam medicamenta adversus ulcera maligna et hydropem hoc nomine vocabantur (Gal. *Sec. loc.*, IX, III, t. XIII, p. 258 ubi tamen perperam legitur ἱποτήριον ac ἡ ποτήριον et *Sec. gen.*, IV, VII, ibid., p. 725 et Aëtius, III, II, XXII, ubi hæc legimus : Μάλαγμα ἐξιποτήριον ἐπιγραφόμενον.... καὶ γὰρ στέλλει τὸν ὄγκον e cod. reg. 2193.)

61, 9. Κασσιτέρινον] Hoc vocabulum reddendum esse putavimus

voce latina *stanneo,* licet non ignoremus, Plinii *stannum* (XXXIV, xvi et xvii) non respondere κασσιτέρῳ Græcorum ; hoc enim ab eo vocari *plumbum album;* putavimus tamen nos linguæ latinæ non nimiam vim inferre, si vocem latinam adhiberemus significatu qui initio demum medii ævi prævalere cœpit. Κασσίτερον autem Græcorum eo saltem tempore quo Heliodorus vixit idem fuisse quod hodiernorum chemicorum stannum post ea quæ de hac re dixere Beckmann (*Geschichte der Erfind.*, bd. IV, p. 321) et Link (*Le Monde primit. et l'antiq. expliqués par l'étude de la nature,* trad. franc., t. II, p. 391) vix dubium videtur.

P. 62, l. 4. Τετρασκελεῖ ἀναδεσμῷ] Hic mihi sermo esse videtur de σχιστῷ ἐπὶ ὀσχέου (lib. XLVII, cap. lviii, ap. Chart., t. XII, p. 532), cujus descriptio sic incipit : τελαμῶνα δεῖ λαβεῖν πλάτει μήκει ἱκανὸν δυνάμενον ἐξαρκέσαι πρὸς τὴν δηλουμένην ἐπίδεσιν, ἔπειτ' ἑκατέρωθεν αὐτὸν ῥῆξαι εἰς σκέλη τέσσαρα καὶ τέσσαρα.

62, 10. Δυνάμεως ἀφλεγμάντου σπληνίον] Medicamentorum ἀφλεγμάντων exempla leguntur apud Gal. (*Med. comp. sec. gen.*, IV, vii; V, iv, t. XIII, p. 724 et 803.)

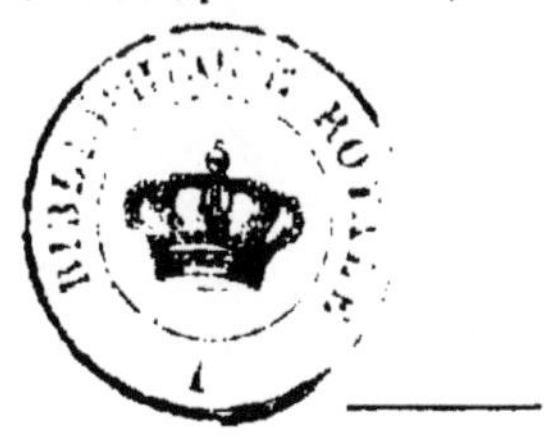

www.ingramcontent.com/pod-product-compliance
Ingram Content Group UK Ltd.
Pitfield, Milton Keynes, MK11 3LW, UK
UKHW020952180726
13838UKWH00003B/1272

9 782329 3097